ELEANOR CRISWELL-HANNA

Wie Yoga wirkt

W0315521

KÖSEL

Übersetzung aus dem Amerikanischen:
Adelheid Ohlig, Biel (Schweiz).
Die Originalausgabe erschien unter dem Titel
»How Yoga Works: An Introduction to Somatic Yoga«
bei Freeperson Press, Novato, CA.

ISBN 3-466-34345-3

Copyright © 1996 für die deutsche Ausgabe
by Kösel-Verlag GmbH & Co., München.
Printed in Germany. Alle Rechte vorbehalten.
Druck und Bindung: Kösel, Kempten.
Fotos: Pamela Robertson.
Umschlagmotiv: ZEFA-MASTERFILE (M. Tomalty), Düsseldorf.
Umschlaggestaltung: Kaselow Design, München.

1 2 3 4 · 99 98 97 96

Gedruckt auf umweltfreundlich hergestelltem Werkdruckpapier (säurefrei und chlorfrei gebleicht)

Inhalt

Meinen Eltern,
Eleanor David und Norman Camp, gewidmet
sowie Peggy Granger, Thomas Hanna
und Miriam C. Bradley

Geleitwort

Wie Yoga wirkt, eine Einführung in somatisches Yoga, ist ein wertvolles Buch, verbindet es doch die beiden Hemisphären der Welt, den Osten und den Westen, indem es Hatha und Raja Yoga sowie die geistigen Aspekte der Yoga-Praxis mit den zugrundeliegenden physiologischen Prinzipien in einen Zusammenhang stellt.

Dieses Buch inspiriert sowohl Laien als auch erfahrene Yoga-Übende. Es ermöglicht mit seiner klaren und einfachen Sprache einen leichten Einstieg und das Verständnis für Yoga.

Beinahe jedes Kapitel in diesem wunderbaren Buch umfaßt ein ganzes Universum. Seine Besonderheit zeigt sich schon darin, daß ein Kapitel mit dem Zitat eines indischen Gurus, der sich gewissermaßen auf der Spitze des Berges befindet, und dem Zitat eines Yoga-Anfängers, der am Fuß des Berges steht, eingeleitet wird.

Yardena Alotin Komponist, Tel Aviv, Israel

Vorwort

Vor vielen Jahren hat mich und andere ein Buch von Rammurti Mishra sehr beeindruckt. Es hieß: *Vollendung durch Yoga*. In diesem Buch verband Mishra Erkenntnisse aus Medizin, Psychologie und Raja Yoga, um zu zeigen, wie Yoga und seine Entwicklung im Rahmen heutiger Medizin und Psychologie verstanden werden. Er schrieb auch ein Buch, das ursprünglich *A Textbook of Yoga Psychology* hieß und später als Taschenbuch unter dem Titel *Yoga Sutras* herauskam. Es war Mishras Übersetzung der Sutren Patanjalis (ca. 400 v.Chr.), ein klassisches Zeugnis des Raja oder Ashtanga Yoga: Yoga-Psychologie. Andere Yogabücher befassen sich hauptsächlich mit Hatha Yoga und nur wenig mit der Psychologie des Yoga.

Die Begeisterung, die Mishras Buch auslöste, rührte hauptsächlich daher, daß er heutiges Wissen mit den Augen eines Mediziners und Yogis aus Indien betrachtete und uns einen Blick gewährte auf die »Wunder«, die einem Yogi möglich sind.

Seit dem Erscheinen von Mishras Buch tat sich ein weites Feld in der Psychophysiologie auf, darunter u.a. elektrische Messungen physiologischer Vorgänge und ein Verändern derselben durch Biofeedback, eine Methode der Rückkoppelung. Dieser technologische Fortschritt ermöglichte Yoga-Untersuchungen, in denen die Bewußtseinszustände der Yogis gemessen und deren Behauptungen über die Lernfähigkeit der verschiedenen Nervensysteme, auch des autonomen, überprüft werden konnten. Forschungen über Psychophysiologie und Yoga nahmen in den letzten Jahrzehnten ständig zu. Besonders die Yoga-Untersuchungen trugen dazu bei, daß die Wirkung von Yoga nachgewiesen werden konnte, was den Einzug des Yoga in den modernen Lebensstil ermöglichte.

Die Informationen, die seither gewonnen wurden, sind jedoch nur die Spitze des Eisbergs. Die wissenschaftlichen Erkenntnisse haben die Art und Weise, wie wir uns wahrnehmen, bereichert und verändert. Wir wissen nun zuverlässiger, wie unser Körper funktioniert und wie wir unsere Entwicklung sowie unser körperliches und geistiges Wohlbefinden steuern können.

PsychologInnen, ÄrztInnen, GymnastiklehrerInnen und PhysiologInnen erkundeten von unterschiedlichen Standpunkten aus ein Gebiet, das mehr und mehr das gleiche Thema zum Gegenstand hatte: die Fähigkeit des Menschen zur Kontrolle psychophysischer Zustände.

Noch augenfälliger zeigt dies die neu aufkommende Ansicht, daß Menschen ihren Körper sehr viel besser verstehen und kontrollieren können, als wir das je angenommen haben. Für die Medizin, die Psychotherapie und die Erziehung mag diese Ansicht immer noch revolutionär klingen, denn sie bedeutet, daß man sich von der im Westen geläufigen Trennung von Geist und Körper lösen muß. In der letzten Zeit wiesen die Untersuchungsergebnisse immer mehr in Richtung eines ganzheitlichen und selbstregulierenden Menschenbildes. Dies bekräftigte das subjektive Empfinden der Yoga-Übenden und rückte sogar die Psychologie des Yoga immer mehr in den Vordergrund. Somit wird die Yoga-Psychologie zur Yoga-Somatik. Das Wort Somatik bezieht sich in diesem Fall auf die lebendige Verbindung zwischen Körper, Geist und Seele, die die heutige Yoga-Psychologie kennzeichnet.

Einfacher ausgedrückt könnte man sagen, daß ein neues Spielfeld, sowohl für die Yoga-Psychologie als auch für die psychophysiologischen Wissenschaften in Forschung und Praxis, eröffnet wurde, auf dem der menschliche Zustand in einem neuen, faszinierenden und ermutigenden Licht gesehen werden kann.

Faszinierend deshalb, weil es direkt auf uns selbst verweist, und ermutigend, weil nun Beweise vorliegen, wonach Menschen in bezug auf Wachstum, Selbstregulation, Intelligenz und Selbstheilungskräfte psychologisch und physiologisch zu weit mehr fähig sind, als wir bislang glaubten. Diese grundlegenden Aspekte der Yoga-Psychologie sowie der Psychologie ganz allgemein werden nun neu belebt.

Das neue Konzept der menschlichen Natur sieht den Menschen ganzheitlich als Körper-Geist-Seele-Organismus, der Veränderung und Entwicklung selbst steuern kann.

Fazit: Dank eines strukturierten Trainingsprogramms, das diese Ganzheit berücksichtigt, können wir uns selbst maximal entfalten, gesunderhalten und heilen.

Wie Yoga wirkt stellt Forschungsergebnisse zusammen, die ein solches Verstehen fördern. Was ist ein voll funktionierender Mensch? Das ist zunächst eine psychologische Frage, die aber auch philosophische, ethische, pädagogische und medizinische Ebenen berührt. Erstaunlich, daß unsere westliche Wissenschaft bei ihrer Öffnung für neue Ansichten über menschliches Leben sich alten Menschenbildern zuwendet, die primitiv, östlich, religiös und mystisch sind.

Vorliegendes Buch überträgt die Yoga-Forschungen aus den Labors und Instituten in den Alltag individueller Lebensstile. Es vermittelt ein positives, hoffnungsfrohes und tiefes Verständnis dafür, was es heißt, ein sterbliches Wesen zu sein, das sich selbstbewußt auf den Pfad der Entwicklung begibt, um seine Lebensaufgabe zu erfüllen. Yoga-Psychologie wird nachvollziehbarer als je zuvor. Viele Wissenschaften tragen zu einem besseren Verständnis unserer selbst bei, und das läßt sich auch so beschreiben, daß es nicht nur Fachleute begreifen.

Das Buch vermittelt Grundlagen von Yoga-Psychologie und -somatik: Es erkundet Anfangsschritte auf dem Weg, zeigt Ziele und Ergebnisse des Yoga, erläutert dessen ethische Prinzipien und stellt Grundhaltungen, Atemübungen, progressive Entspannung, Konzentration und Meditation vor; es geht ein auf Samadhi (Zustand des Eins-Seins), die Physiologie des somatischen Yoga, die Wirkung der Asanas, die Sinne bei Konzentrationsübungen, andere Bewußtseinszustände und die Kundalini-Erfahrung, Yoga und Parapsychologie und schließlich somatisches Yoga als Lebensstil. Der Anhang enthält ein 15wöchiges Übungsprogramm für somatisches Yoga. Das Anliegen des Buches ist die Entwicklung eines individuellen Yoga.

Wie Yoga wirkt ist als Schatztruhe der Information, des Verstehens, des Übens und Erfahrens gedacht. Es soll Vertrauen in die Möglichkeiten einer voll funktionierenden Körper-Geist-Seele-Einheit in einer Person wecken – in Ihnen.

Ich möchte den Yogis danken, die so großzügig zu meiner Entwicklung und meinem Verständnis des Yoga beitrugen: Dr. Rammurti Mishra, Swami Muktananda, Swami Vishnudevananda sowie vielen anderen, mit denen ich über die Jahre in Verbindung stand. Einige besuchten unseren Campus als Gastlehrer in meinem Seminar »Psychologie des Yoga«; andere sprachen auf dem Campus, wie Swami Satchidananda, Ram Dass und weitere. Dr. Haridas Chaudhuri erwies sich als wertvolle Brücke zwischen Ost und West und ermutigte mich zu eben diesem Brückenschlag. Ebenso möchte ich den Hunderten von Studenten der Sonoma State University danken wie auch der Fakultät und dem Personal, die mein Seminar »Psychologie des Yoga« im Verlauf der letzten Jahrzehnte besuchten. Alle sind meine Lehrer.

Die Vorhaben, die nach einer langen Ausdauer verlangen, wie ein Buch schreiben (dieses hier nahm ungefähr 16 Jahre in Anspruch), bedürfen liebevoller Unterstützung. Dafür möchte ich meiner Familie, meinen Freunden und Kollegen danken – Jane Bowerman, Norman M. Camp, Francis Criswell, Hazel

Criswell, June Criswell, Victor Daniels, Thomas David, Sidney Fleischer, Richard Ajathan Gero, Don Hamachek, Tad Hanna, T. George Harris, Allegra Hiner, Samuel Hiner, Antoinette Jourard, Sydney Jourard, Marsha Joyce, Michael Joyce, Charles Merrill, Susan O'Grady, Logan Patterson, Mildred Patterson, Charles Posey, Kendall Posey, Neil Russack, Stephan Wall, Joan Wolf. Sie und viele andere bekundeten Anteilnahme und Ermutigung.

Gleichfalls möchte ich meinem Freund Thomas Hanna für seine beständige Unterstützung und Ermutigung danken. Marsha Calhoun gilt mein Dank für gestalterische Hinweise. Pamela Robertsons Fotografien sind äußerst wertvoll; Joy Daniel danke ich für die Nutzung seines Studios und seine Hilfe. Bill Garouttes Beiträge zur Funktion der Nerven sind unschätzbar. Bill Turner und den anderen Mitarbeitern bei Typecast danke ich für die Gestaltung des Buches. Christine Dunham und Craig Bergquist sei Dank für die Umschlaggestaltung.

TEIL 1

Am Anfang des Weges

1

Den Weg beschreiten

Betrete den Pfad! Dort stillen heilsame Ströme jeglichen Durst!
Dort blühen unsterbliche Blumen,
die den Weg mit Freude pflastern!
Dort warten leichte und süße Stunden.

Edwin Arnold

Yoga öffnete mir die Augen für die Leere meines Geistes,
der mein Leben lang von Spinnweben bedeckt war
Es wird mich jung, gesund und lebendig halten.
Es half mir und wird mir weiterhin helfen,
eine Art von Selbstvertrauen zu entwickeln,
wie ich es mir vorher nicht zu träumen wagte.
Es half mir und wird mir weiterhin helfen,
mich auf dem ewigen Pfad meiner Existenz zu bewegen.
Ich erschaffe das Universum,
und ich möchte wunderschöne Dinge erschaffen.

Aus dem Yoga-Seminar

Yoga ist ein Sanskritwort: *yug*. Yug bedeutet Joch oder Einigung. Im wesentlichen meint es die Einheit oder die Wiederherstellung der Einheit des Selbst mit dem universellen Selbst. (Diese Einigung scheint nötig, da wir uns als getrennt betrachten.) Es bedeutet auch die Einheit der Person – körperlich, geistig und seelisch. Im höchsten Sinn bezieht es sich auf die Vereinigung der Menschheit mit dem Universum, dem kosmischen Bewußtsein, dem Absoluten. Es ist die Disziplin und das Trainieren des Menschen, so daß er sich all seinen Fähigkeiten gemäß entwickeln kann. Yoga bietet physische und geistige Übungserfahrungen, die das Soma (die Körper-Geist-Seele-Einheit) verfeinern. Es gibt viele Wege zum Yoga.

Das eigene Yoga finden

Wie finden Sie Ihr Yoga? Da es zahlreiche Yogaformen gibt, läßt sich auch für jeden Übenden ein passendes Yoga finden. Warum? Ob wir aus dem Osten oder aus dem Westen kommen – niemand kann das gleiche Yoga praktizieren. Yoga – klassisch, modern, eklektisch – tritt in vielen Formen auf. Einige lernen mit einem Guru, andere allein. Da es viele Wege gibt, ist es wichtig, den zu finden, der am meisten dem eigenen inneren Wesen entspricht.

Zugang zum Yoga bieten u.a.: Hatha, Raja, Jnana, Karma und Bhakti Yoga. Hatha Yoga ist der Pfad körperlicher Disziplin. Im Raja Yoga beschäftigt man sich mit geistiger Disziplin. Jnana Yoga betont das Wissen. Karma Yoga spezialisiert sich auf Handlungen in der Welt, selbstlosen Dienst. Bhakti gilt als Weg der Liebe und der Hingabe. Alle versuchen, den entfremdeten Zustand des Seins zu verlassen und die Einheit mit dem Sinn des Lebens wiederzufinden (Atman vereint mit Brahman).

Chaudhuri (1978) führt folgende Yoga-Richtungen, die sich zwischen dem 5. Jhdt. v.Chr. und dem 18. Jhdt. n.Chr. entwickelt haben, auf: Yoga der Atemkontrolle (Hatha), Yoga der geistigen Kontrolle (Raja), Yoga der Tat (Karma), Yoga der Liebe (Bhakti), Yoga des Intellekts (Jnana), Yoga der Seins-Energie (Kundalini), Yoga des integralen Bewußtseins (Pura). Nach ihm ist »das höchste Ziel aller oben erwähnten Selbstdisziplinen die glückselige Vereinigung mit dem Selbst in seiner transzendenten Dimension der Einheit mit dem zeitlosen Sein«. Unterschiedlich im Zugang, führen sie doch alle zur Selbsterkenntnis und Transzendierung des Ego. Chaudhuris Konzept des »integralen Yoga«

betont, daß es nicht nur notwendig ist, das Selbst zu entwickeln, sondern dieses Selbst zur Entwicklung der Gesellschaft zu nutzen.

Integrales Yoga überwindet die Kluft zwischen Transzendenz und Teilnahme an der Welt. Chaudhuri beschreibt Samadhi als die Erfahrung der Freiheit, Unsterblichkeit, Transzendenz der Subjekt-Objekt-Dichotomie, unaussprechliche Glückseligkeit, grenzenlose Bewußtseinserweiterung. Unmittelbar nach der Selbsterkenntnis folgt eine kurze Zeit der Inaktivität, aus der eine neue Art von Handlungsfähigkeit entspringt. Diese Aktivität nährt sich aus der Seins-Energie und wird entsprechend des Schicksalswegs genutzt. Chaudhuri sagt, daß der unverkennbare Beweis der wahrhaftigen Selbsterkenntnis [des Individuums] die selbstlose Hingabe an das Wohlergehen des Kosmos sei.

Was heißt somatisches Yoga?

Das in diesem Buch vorgestellte Yoga nennt sich somatisches Yoga, weil es sich auf die Körper-Geist-Seele-Einheit ausrichtet. Hatha-Yoga-Praktiken werden durch Raja Yoga ergänzt. Prinzipien der Psychophysiologie, Achtsamkeitstechniken, Visualisierungen und anderes mehr fließen ein. Zugleich stützt es sich auf die Forschungsergebnisse aus der Biofeedback-Literatur über die tatsächlichen Wirkungen der Yoga-Praxis. Somatisches Yoga zielt auf eine zunehmende Vereinigung von Körper und Geist in allen alltäglichen Lebenserfahrungen ab. Als ein Yoga für die heutige Zeit kann es mühelos in Ihren Alltag integriert werden.

Somatisches Yoga befaßt sich mit der Entwicklung des ganzen Menschen, von Körper, Geist und Seele. Es gründet sich auf Ihr Gespür für Ihre Lebensaufgabe oder Ihr Schicksal. Verschiedene Übungen werden es Ihnen erleichtern, zunehmend mehr Botschaften Ihrer inneren Weisheit oder Führung zu erkennen.

Ihr Yoga-Lehrer

Es ist schön, einen Yoga-Lehrer zu haben. Als ich mit Yoga und Meditation anfing, lebte ich in Kentucky. Das war vor vielen Jahren. Nur Bücher und mein inneres Gespür konnten mir sagen, ob ich wirklich auf dem »Weg« war; damals wandte ich mich meinem inneren Lehrer zu. In seinem Buch *Sei jetzt hier* schreibt Ram Das, daß die physische Präsenz eines Lehrers nicht das wichtigste ist. Ihr Guru kann nah oder fern sein oder gar nicht mehr auf dieser Ebene existieren. Sie brauchen ihn oder sie nicht einmal zu kennen, müssen auch nicht wissen, ob Sie einen Guru haben oder nicht. Gleichwohl werden ein Lehrer oder eine Lehrerin Sie unterstützen. Wenn Sie sich zu bestimmten Gurus hingezogen fühlen, ob sie nun leben oder nicht, ist es sehr wahrscheinlich, daß diese Ihnen direkt oder indirekt weiterhelfen.

Es heißt, daß der Guru auftaucht, wenn Sie bereit sind. Dazu muß man nicht die Welt umqueren, Ihr Lehrer wird zu Ihnen kommen. Er wird sogar viel eher erscheinen, wenn Sie konzentriert bei Ihrer Praxis bleiben, statt überall zu suchen. Sobald Sie bereit sind, ist er da. Ein Guru oder eine Lehrerin werden in Ihre Gegend kommen, oder Sie besuchen vielleicht seinen Ort. Wenn Sie sich angesprochen fühlen – er scheint genau Sie zu meinen, kommuniziert mit Ihrem tiefsten Inneren – dann haben Sie wahrscheinlich den Wunsch, von ihm initiiert zu werden. Bei der Einweihungszeremonie gibt er Ihnen möglicherweise ein persönliches Mantra (eine heilige Silbe) oder andere spezielle Übungen. Dies ist für eine yogische Entwicklung jedoch nicht unabdingbar, auch wenn es die eigene Übungspraxis und Entfaltung fördern mag. Es scheint besonders wirksam zu sein, wenn Sie sich einer göttlichen Präsenz hingeben. Gleichwohl sollten Sie unter allen Umständen Ihren gesunden Menschenverstand bewahren. Erkunden Sie achtsam die Orientierung Ihres Lehrers.

Als Hochschulprofessorin ist es mir ein Anliegen, verschiedene Yoga-Techniken anzubieten. Der für mich richtige Guru würde all diese Aspekte in seinen Lehren berücksichtigen und respektieren.

Nach Michael Murphy – Mitbegründer des Esalen-Instituts und mystischer Athlet – ist ein modernes Sadhana (die befreiende Disziplin) eklektisch und schließt Aspekte verschiedener Orientierungen mit ein. Einige Gurus sind gegenteiliger Ansicht: Indem wir überall suchen, graben wir vielerorts nach Wasser, aber unser Brunnen wird nie tief genug.

Sie können Bücher als Lehrer wählen, Freunde, auch Ihr Yogalehrer am Ort kann Ihr Guru sein. Wichtig ist es, offen zu bleiben, auf die inneren Antworten zu hören und die Praktiken zu wählen, die Sie weiterbringen. Die Übungen, die Ihnen förderlich sind, können Teil Ihres Lebensstils werden.

Zusammenfassend möchte ich sagen, daß wir weder indische Yogis zu werden brauchen, noch überhaupt dazu werden können – die kulturelle Übertragung und Übersetzung wird nie vollständig sein. Hier im Westen können wir unser eigenes Yoga entwickeln, das unserem Körper, unseren Bedürfnissen und unserer Kultur entspricht.

Die Wirkung des richtigen Gurus auf den Chela (Schüler)

»Ein Guru ist jemand, der göttliche Freiheit in seinem Bewußtsein erfahren hat und weiß, wie diese erlangt werden kann.« (Wood, 1962, S. 12) Im besten Fall ist ein Guru ein hochentwickeltes Wesen. Er oder sie hat eine gewisse Stufe der Erleuchtung erlangt und kann dank dieser Gnade Ihnen einige Methoden des Zugangs zu diesem Weg vermitteln, die Sie in Ihrer Entwicklung unterstützen werden. Der Guru wird mit gutem Beispiel vorangehen, und Sie folgen gemäß Ihrer Möglichkeiten. Dieser Prozeß ist für einige Menschen sehr hilfreich. Anfänger, Menschen in bestimmten Entwicklungsstadien und solche mit abhängiger Persönlichkeitsstruktur fühlen sich stark zu einem Guru hingezogen. Auch wenn man Yoga am besten mit einem Guru lernt, letzten Endes sind allein Sie Ihr Lehrer. Wenn Sie sowohl den Lehren als auch den Antworten Ihres Körpers lauschen, werden Sie fähig sein, das für Sie Wesentliche in Ihren Lebensstil zu integrieren.

In der Gegenwart des für Sie richtigen Lehrers werden Sie in sich eine bestimmte Antwort finden. Dies nennt man den Geist beflügeln; es äußert sich in sanften, subtilen Wellen in Ihrem Körper, leicht erhöhter Temperatur und einer gehobenen Stimmung. Kurz: Sie erfahren einen anderen Bewußtseinszustand. Bevor ich das tatsächlich bei einem Guru erlebte, hatte ich lediglich eine intellektuelle Vorstellung davon, wie es sein könnte. Während der Begegnung mit Ihrem Guru wird wahrscheinlich ein Austausch von Prana (Energie) stattfinden. Dieser Energieaustausch kann mit technischen Mitteln bislang nicht gemessen werden. Nachdem jedoch unsere Wissenschaftler immer feinere Energieströmungen erforschen, können sie vielleicht eines Tages auch dieses subjektive Erleben klassifizieren.

> Ein reifer spiritueller Führer (Guru) wird darauf achten, daß der Schüler emotional nicht von ihm abhängig wird. Seine Hauptaufgabe besteht darin, daß der Schüler in sich selbst, in seiner unbewußten Psyche, den eigenen göttlichen Guru entdeckt. Sobald der Schüler auf eigenen Füßen steht, den richtigen Weg zum höchsten Ziel gehen kann, wird der Guru ihn sanft verlassen und den Schüler von seinen letzten emotionalen Bindungen befreien... Der machtvolle (Siddha) Guru kann etwas geben, was sonst tatsächlich niemand zu geben vermag, weder ein Weiser, noch ein Philosoph, noch ein Psychiater. Er kann die Kraft transzendenter Liebe weitergeben, die die im Kern der Psyche verborgene Energie freisetzt, den schlafenden spirituellen Funken im Schüler entzündet. (Chaudhuri, 1978)

Die einmal erwachte Energie fühlt sich wie hochdosierte Elektrizität an. Sie erleichtert das spirituelle Erwachen. Die Befreiung des Schülers ist der nächste Schritt. Die Antwort lautet nicht: guru-abhängige Selbsterkenntnis; dennoch sind einige Menschen vielleicht ungeeignet für ein unabhängiges Leben. Ihr eigenes wahres Selbst ist der höchste Guru.

Chaudhuri (1978) erläutert Bewußtheit als natürliche Weiterentwicklung des menschlichen Nervensystems. Im Zuge seiner Entwicklung wird der Mensch fähig zu einem Glaubens- oder Quantensprung für das Verstehen des Seins: In diesem Moment wird der Zustand der Einheit allen Seins erfahren. Chaudhuri führt folgende Varianten mystischer Erfahrungen der Yogis auf:

1. die Erfahrung des Selbst als transempirisches Subjekt (jenseits von Erfahrung liegend)
2. die Erfahrung des Selbst als reine Transzendenz jenseits von Subjekt-Objekt-Beziehungen
3. die Erfahrung des kreativen Urgrunds allen Seins
4. die Erfahrung der Einheit allen Seins
5. die Erfahrungen des ewigen *Du*
6. die Erfahrung transpersonaler Seinsenergie

Unterschiedliche Menschen üben Yoga mit unterschiedlichen Zielsetzungen aus. Manche interessieren sich für eine spirituelle Entwicklung und betrachten Yoga hauptsächlich als spirituelle Kultur. Andere interessieren sich für die Wirkungen auf der körperlichen Ebene; man könnte sie Körperkultur-Anhänger nennen. Jede Richtung stimmt, solange sie den Bedürfnissen des psychologischen Menschentyps entgegenkommt. Yoga ist wie eine Cafeteria. Sie sollten das wählen, was Ihnen bekommt. Lassen Sie sich nicht von dem verwirren, was Ihnen nicht entspricht. Wenn ich die Reinigungstechniken des Kriya Yoga in meinen Seminaren unterrichte, betone ich immer wieder, daß ich sie nicht gerade für den nächstliegenden logischen Schritt in meiner Entwicklung halte. Doch dann berichtete einer meiner

Studenten von der wunderbaren Wirkung dieser Übungen und wie sie Atemübungen und Meditation erleichtern können. Zu der Zeit unterrichtete gerade ein außergewöhnlicher Guru Kriya Yoga in Kalifornien. Ich spürte, wie sich meine Haltung gegenüber diesen Praktiken veränderte; ich konnte beinahe fühlen, wie sogar diese Methoden eines Tages Teil meines Sadhana sein könnten.

Um das zu Ihnen passende Yoga zu finden, sollten Sie diese Regel beachten: Lauschen Sie achtsam nach innen zu Ihrem Selbst, und entdecken Sie, was Sie anzieht. Da wir häufig unsere innere Stimme im Krach äußerer Kommandos überhören, müssen wir das Lauschen immer wieder üben. Anfangen, Grundlagen lernen, sich entwickeln – all dies sind Teile des Prozesses, um Ihr persönliches Yoga zu finden. Wenn Sie Ihren einzigartigen Weg gehen, kann es sein, daß Sie wieder zu einer Methode zurückkehren, die Sie bereits im Lauf Ihrer Entwicklung ausprobiert hatten. Die Wiederholung führt nun zu einem tieferen Verständnis. Indem Sie Ihre Praktiken zusammenfügen, entsteht daraus Ihr ganz individueller Weg.

Yoga ist ein Pfad, ein Weg, ein Lebensstil. Dank Yoga können Sie alle Funktionen Ihres Organismus verbessern. Körper, Geist und Gefühle werden zu einem Zustand der Harmonie und Ausgewogenheit geführt – die Rückkehr zur Homöostase. Yoga-Techniken – Körperhaltungen, geistige Übungen, Atemstrukturen – bieten ausgleichende Methoden zum Immer-wieder-Ausbalancieren des Gleichgewichts. Yoga ist für das ganze Leben.

Der Schlüssel zum Yoga heißt üben. Wer übt, wird Fortschritte erzielen. Das gilt nicht für wenige Auserwählte, sondern für alle, die einen Teil ihres Tages ehrlich der Praxis widmen wollen. Egal welche Zielvorstellung Sie auf den Yoga-Pfad führt, früher oder später werden Sie zu einer größeren Erkenntnis Ihrer Fähigkeiten und Möglichkeiten gelangen, wenn Sie nur stetig üben.

Man kann Yoga auch noch anders betrachten, nämlich als alchemistischen Prozeß. Yoga verändert nicht nur das Verhalten, sondern auch die Chemie des Körpers. Mit der veränderten Körperchemie geht eine Verwandlung der eigenen Basis einher, das Selbst wird in das feinere oder Höhere Selbst transformiert.

Yoga ist persönliche Alchemie. Alchemie ist die alte Kunst, verschiedene Stoffe so zu mischen, daß Gold entsteht; sie ist die Vorläuferin der heutigen Chemie. Möglicherweise galt der Versuch, Gold herzustellen, der Bewußtseinsentwicklung des Alchemisten. Dank Yoga können Sie Ihr Selbst verwandeln. Die Übungen ähneln Rezepten: eine Prise hiervon, ein Quentchen von jenem. Die biochemischen Veränderungen, die die Muskelanstrengung begleiten; die Veränderungen in der Sauerstoff-Kohlendioxid-Mischung durch bestimmte Atemmuster; die Zeit, die wir in einem Asana verbringen (kumulierender Effekt); die Wirkung veränderter Schwerkraftwahrnehmung – all dies trägt zur Entwicklung Ihres Selbst bei. Darüber hinaus auch die chemische Zusammensetzung Ihrer Nahrung, wobei Ihr Lebensstil bestimmt, wie die Nahrung von Ihrem Körper aufgenommen wird. Nach und nach werden Sie in Ihr gesündestes, göttlichstes Selbst verwandelt.

Yoga-Tagebuch

Ein Yoga-Tagebuch zu führen ist eine ausgezeichnete Idee. Darin können Sie Ihre Erkenntnisse festhalten, Erfahrungen und Gedanken notieren. Träume stellen eine andere Quelle der Inspiration und der Entfaltung dar – vielleicht möchten Sie auch diese eintragen. Das Niederschreiben von all dem, was Sie bewegt, sollte Sie nicht ablenken, sondern im Gegenteil bewußter machen für die wichtigen Aspekte Ihrer Entwicklung. Während das Unbewußte sich über die Sprache mitteilt, lernt man mehr über sich selbst.

Wenn Sie mit Ihrem Yoga-Tagebuch anfangen, werden Sie bald entdecken, auf welche Weise Sie es führen wollen. Anders ausgedrückt: Die Erfahrung wird Sie leiten, der Prozeß wird weitergehen. Immer öfter werden Sie Ihre Träume erinnern. Mehr Erkenntnisse werden Ihnen zufliegen. Es ist, als ob ein Teil Ihrer selbst weiß, daß er nun gewürdigt wird, daß seine Weisheit als Handlungsgrundlage genutzt wird. Deshalb kommen Ihnen mehr Gedanken. Das Führen eines Tagebuchs bringt alles in Fluß und befreit die kreativen Kräfte in Ihnen.

Ihr Yoga-Tagebuch wird Ihre Gedanken zu Yoga zusammenfassen. Diese Überlegungen verlangen danach, mitgeteilt zu werden – auch wenn es nur an Sie selbst ist. Besonders, wenn es an Sie selbst ist. Manche Menschen wollen Yoga nicht in Worte fassen. Wenn Sie dies wünschen, können Sie Ihr Tagebuch vielleicht in einer künstlerischen oder poetischen Form führen. Wie auch immer Sie Ihr Tagebuch gestalten, es wird Ihnen ihre eigenen Erfahrungen mit dem Yoga spiegeln. Geht man es meditativ an, wird es zu einer Meditationserfahrung. Es wird Ihre Fortschritte auf dem Pfad des Yoga aufzeigen.

2

Ziele und Ergebnisse des Yoga

Erfolg im Yoga winkt jenen, die sich eifrig bemühen.

Patanjali

Mein Yoga-Ziel ist täglich eine Stunde üben.
Meist mache ich die gleichen Aufwärmübungen
und Haltungen wie im Gruppenunterricht.
Mein persönliches Yoga konzentriert sich insbesondere
auf zwischenmenschliche Situationen.
Dort hat es mir bereits sehr geholfen,
vor allem in Momenten, in denen ich mich unwohl fühlte,
nervös war oder Angst hatte.

Aus dem Yoga-Seminar

Wenden wir uns nun den Zielen des Yoga im Licht gegenwärtiger psychologischer Forschungen zu. Ich werde bei jedem Ziel etwas ausholen, damit Sie die Wirklichkeit oder den Anspruch dahinter wahrnehmen können. Die Yogis, die ich kenne, haben sich nicht unbedingt mit diesen Aspekten befaßt; jeder hat seine ganz eigene Charakterstruktur. Das höchste Ziel des Yoga ist die Vereinigung mit dem All. In seinem Buch *Yoga* schreibt Ernest Wood, die meisten Yoga-Übenden hätten die Neigung, dieses Ziel außer Acht zu lassen. Im Wissen, daß der Pfad von diesem Licht erleuchtet wird, würden sie sich häufig mit geringeren Zielen zufriedengeben. Dazu zählen: Friede im Geist und im Herzen, Willensstärke, Liebesenergie und geistige Kraft, direkter Einfluß des Geistes auf den Körper und die Welt, verschiedene psychische Fähigkeiten, Kontrolle des Geistes und Konzentrationsfähigkeit, Kontrolle der Gefühle (Wegfall von Sorgen, Stolz, Ärger, Furcht, Begierde und Habgier), körperliche Gesundheit, Geschmeidigkeit, Schönheit und Langlebigkeit sowie Prävention und Wegfall psychosomatischer Probleme. (Wood, 1962, S. 36)

Wenngleich das höchste Ziel im Yoga die Vereinigung mit dem kosmischen Bewußtsein, der elementaren Realität, dem Absoluten und ähnlichem bleibt, sind doch diese Zwischenziele oder Erfolge möglich:

1. *Zufriedenheit:* Mit Hilfe von Meditationstechniken und zunehmender Harmonisierung des physiologischen Systems werden Sie Zerstreutheit und Ablenkungen des Geistes in den Griff bekommen. Mit der Entspannung geht häufig ein Wechsel zur Herrschaft des parasympathischen Nervensystems einher. Dies hängt mit den Aktivitäten des vorderen Hypothalamus und angenehmen Gefühlen zusammen.

Ich erinnere mich an eine Begebenheit aus meiner Kindheit. Unsere Familie fuhr im Auto. Ich lehnte mich vom Rücksitz aus nach vorn und bat meine Mutter zu raten, was ich mir am meisten wünschte. Sie war erstaunt und vielleicht auch traurig, daß ich mit 14 Jahren als größtes Verlangen die Ruhe des Geistes angab. Ich weiß nicht, ob das etwas ist, was Sie sich wünschen. Ich kenne viele Menschen, die alle Hebel in Bewegung setzen würden, um dahin zu gelangen. Yoga ist wunderbar beruhigend und hilft, diesen inneren Frieden zu erreichen. Damit wir anderen helfen können, müssen wir bei uns selbst anfangen.

2. *Wille und Motivation:* Zur Motivation gibt es etliche Theorien. Die Theorie, die für unsere Erforschung des Yoga am meisten hergibt, hat mit der Aktivierung des Organismus durch das retikuläre System zu tun. Butter schreibt (1968, S. 138):

Betreffen Regulierungen der Homöostase äußeres Verhalten, sprechen wir von Motivation. Motivation hat also mit Verhaltensanpassungen zur Bedürfnisbefriedigung des Körpers zu tun. Man nimmt an, daß für die verschiedenen inneren Bedürfnisse eine entsprechende Motivation oder ein Antrieb da sind ... Unter Antrieb versteht man normalerweise einen inneren Zustand, der einem Bedürfnis entspringend nach Erfüllung desselben sucht, wie beispielsweise Essen oder Trinken (vermittelt durch Mechanismen im Hypothalamus, wo innere Zustände reguliert werden).

Wenn Sie ausdauernd Yoga betreiben, werden Sie feststellen, daß die Fähigkeit, sich Ziele zu setzen und sie erreichen zu wollen, zunimmt.

3. *Liebe:* Durch das Praktizieren von Yoga werden Sie bemerken, daß dic Fähigkeit zur Liebe wächst. Vielleicht fällt es Ihnen in bezug auf bestimmte Menschen in Ihrem Leben auf oder sogar auf die Menschheit im allgemeinen. Auch die Liebe zur Umwelt und den Dingen wird stärker. Sie spüren eine zunehmende Liebe zum Leben. Und es zeigt sich eine wachsende Fähigkeit zur Selbstliebe.

Einer der Gründe für die Zunahme an Liebesgefühlen liegt im Wechsel zur Vorherrschaft des Parasympathikus, der sich in angenehmen Gefühlen ausdrückt. Ego-Grenzen werden abgebaut und ein Gefühl des Verschmelzens mit Menschen oder Dingen taucht auf. Verbundenheit entsteht, die Schönheit in den Menschen oder Dingen wird erkannt. Oft geht ein Gefühl großer Dankbarkeit damit einher.

4. *Zunehmende Intelligenz:* Intelligenz ist schwierig zu definieren. Sie umfaßt die Fähigkeit, effizient in der Gesellschaft zu handeln. Um Intelligenz zu verbessern, muß der Geist aktiviert werden. Durch Yoga kann die Blutzufuhr zum Gehirn erhöht werden; damit ist es gut versorgt. Konzentrationsübungen stärken

die Effizienz. Daß wir nur einen kleinen Prozentsatz unserer geistigen Fähigkeiten nutzen, ist eine altbekannte und oft wiederholte Wahrheit.

5. *Psychische Kräfte:* Schon seit langem berichten Yoga-Übende von psychischen Erfahrungen. Diese reichen von Telepathie bis Psychokinese. Auch wenn Sie keinerlei dramatische Änderungen erleben werden, so entdecken Sie vielleicht doch zunehmende Empathie gegenüber anderen Menschen, ein größeres Verständnis für die Denkweisen der anderen, oder Sie ahnen Geschehnisse voraus.

6. *Konzentration:* In unserer Kultur wie auch in unserem Erziehungswesen wird wenig für das Erlernen von Konzentration und Aufmerksamkeit getan. Manche lernen es spontan, andere schnappen hier und da etwas darüber auf. Den Geist zu zentrieren und sich zu konzentrieren ist von unschätzbarem Wert. Yoga-Übungen entwickeln diese Fähigkeit sowohl auf der physiologischen als auch auf der psychologischen Ebene.

7. *Selbstbeherrschung:* Viele Menschen möchten ihre Gefühle tiefer und echter erleben können. Doch es gibt Situationen, in denen es sinnvoller ist, die Gefühle zu beherrschen. Unserer eigenen Gesundheit und der der anderen und deren Glück ist es häufig dienlicher, wenn wir Verwirrung und Ärger im Zaum halten, innerlich ruhig bleiben und überhaupt mehr in einem ausgeglichenen Zustand verweilen. Durch den Wechsel zur Dominanz des Parasympathikus vermag Yoga die Gefühle zu steuern.

8. *Körperliche Gesundheit, Geschmeidigkeit, Schönheit und Langlebigkeit:* Mit zunehmender Yoga-Praxis werden Sie bald auch eine Veränderung Ihres allgemeinen Wohlbefindens fest-

stellen. Vielleicht zeigt es sich daran, daß Sie weniger erkranken. Und wenn Sie dann Ihre Übungen vernachlässigen, werden Sie möglicherweise wieder öfter krank. Geschmeidigkeit (Beweglichkeit) stellt sich ein, wenn Sie ausdauernd Yoga betreiben. Am Anfang werden Sie gelegentlich Schmerzen während und nach Ihren Übungen verspüren. Je geläufiger Ihnen die Haltungen dann aber werden, um so geschmeidiger werden Sie sich fühlen. Die zunehmende Beweglichkeit wird sich dann nicht nur während Ihrer Übungen äußern, sondern auch im Alltag. Sollten Sie Ihr Yoga vernachlässigen, werden Sie feststellen, wie die Steifheit wiederkehrt. Sobald Sie dann wieder mit den Übungen beginnen, wird die ursprüngliche Geschmeidigkeit bald zurückkehren.

Bei regelmäßiger Praxis wird Ihre natürliche Schönheit gepflegt. Der Tonus der Haut wird sich verändern. Unreinheiten verschwinden. Anderen wird Ihre strahlende Gesundheit auffallen. Haare und Nägel werden gekräftigt. Das Gewicht wird sich normalisieren. Übergewichtige verlieren Pfunde, Untergewichtige nehmen zu. Ihr Gesichtsausdruck wird feiner, da Sie sich insgesamt glücklicher und zufriedener fühlen.

Langlebigkeit als Ergebnis des Yoga muß mir erst noch demonstriert werden. Fortgeschrittenen Yogis wird Langlebigkeit nachgesagt und die freie Entscheidung über den Eintritt in Samadhi. Beobachten können wir jedoch, daß Yoga-Übende wahrscheinlich gesünder und beweglicher in dieser Welt leben. Angeblich soll Yoga die Alterungsprozesse aufhalten. Das können wir daran erkennen, daß jene, die seit langem Yoga praktizieren, eine jugendliche Kraft ausstrahlen.

9. *Prävention und Abbau psychosomatischer Beschwerden:* Psychosomatische Krankheiten äußern sich in körperlichen Problemen, die ihre Ursache in der Psyche zu haben scheinen. Ihre Verhaltensweisen und Ihr psychischer Zustand wirken sich of-

fensichtlich über die Jahre hinweg auf Ihren körperlichen Zustand aus. Zu den psychosomatischen Beschwerden zählt man u.a. Asthma, verschiedene Formen von Kopfschmerz, Magen-Darm-Probleme und Bluthochdruck. Viele dieser Krankheiten drücken die Antwort des Körpers auf jahrelangen Streß aus. Mit Ihrer Yoga-Praxis erreichen Sie die Vorherrschaft des Parasympathikus und den Zustand der Homöostase, Sie erhalten sich gesund und wecken Ihre Heilkräfte. Das heißt, man wechselt von einem Streß- in einen Entspannungszustand. Durch leichtere Rückkehr zur Homöostase nach Streß werden Sie weniger lang in Anspannung, die zu psychosomatischen Beschwerden führt, verweilen. Homöostase hat zudem einen günstigen Einfluß auf Faktoren, die zu bereits bestehenden psychosomatischen Symptomen beitrugen.

Wann sollte man auf Yoga verzichten?

Es gibt Fälle, bei denen es ratsam ist, auf Yoga zu verzichten. Beispielsweise können bei Menschen, die zu Psychosen neigen oder als Borderline-Persönlichkeiten gelten, durch Yoga halluzinatorische Erfahrungen hervorgerufen werden, da die physiologischen Barrieren, die sie entwickelt haben, verringert werden.

Bei manchen kann Yoga zu dissoziativen Zuständen führen. Unter gewissen Umständen kann es von Nutzen sein, dissoziieren zu können, doch es ist gleichermaßen wichtig, einen wachen Zugang zu den eigenen Erfahrungen zu haben. Personen mit der Tendenz zum Rückzug können während intensiver Meditationsperioden diese Neigung noch verstärken. Chaudhuri (1978) nennt folgende Gefahren auf dem Pfad des Yoga: 1. die Gefahr extremer Introversion; 2. die Gefahr des spirituellen Hedonismus oder der Unersättlichkeit; 3. die Gefahr der Regression; 4. die Gefahr emotionaler Fixierung auf den Guru und 5. die Gefahr der Selbstverstümmelung.

Nachdem nun sowohl die Vorteile als auch die Gefahren der Yoga-Praxis dargelegt wurden, sind Sie darüber informiert, was Sie erwarten können. Jetzt können Sie selbst entscheiden, ob Yoga für Sie oder die Person, der Sie es vermitteln wollen, der richtige Weg ist. Die Vorzüge des Yoga zu kennen, soll uns nicht auf diese Ziele fixieren, sondern uns erlauben, die Entwicklungen bewußt wahrzunehmen und sich entfalten zu lassen.

3

Yamas: Was man unterlassen sollte

Befriedigendes spirituelles Wachstum
ist ohne eine harmonische und friedliche Umgebung unmöglich.
Sozialer Status, körperliche Kraft und geistige Brillanz
verbürgen allein keine dauernde Zufriedenheit,
wenn in unserem sozialen Umfeld
Zwietracht und Streit herrschen.
Ethisch-religiöse Ideen, und seien sie noch so
unvollkommen und ungenau formuliert,
können zumindest begrenzt auf die organischen Beziehungen
des Menschen zur Gesellschaft verweisen.
Nach Patanjali gibt es zehn ethisch-religiöse Prinzipien,
die man am besten als Imperative
des authentischen Selbst beschreibt.

Haridas Chaudhuri

Erstaunlich, daß die so persönliche und intime Praxis
des Yoga mich so sehr nach außen öffnen und zur Akzeptanz der
anderen führen soll. Wenn ich in die Stunde komme,
bin ich in meiner Stadtstimmung, schnell, nicht sehr persönlich,
darauf bedacht, mich zu schützen.
Dabei kann ich stets davon ausgehen, daß während
und nach der Yogastunde mein Gefühl
für Kameradschaft wächst.
Neben den körperlichen Resultaten von Entspannung
und Wachheit ist dies der anhaltendste
und wichtigste Aspekt in meinem Alltag.
Während des ganzen Semesters waren die Öffnung
und Hinwendung zu den anderen für mich die Schlüssel
zu neuen Türen.

Aus dem Yoga-Seminar

Wenn man mit Yoga beginnt, sollte man auch die Grundlagen von Yama und Niyama kennenlernen. Yamas – Enthaltungen – betreffen Verhaltensweisen, die man unterlassen sollte. Und zwar sollte man nicht nur das Verhalten lassen, sondern auch verwandte Gedanken. Niyamas sind Gebote – Dinge, die man tun sollte, zehn Gebote. Warum Gebote? Wenn man größere Konzentration entwickelt, entfaltet sich zugleich größere Effizienz in den Handlungen. Je mehr man sich zentriert, Energien ansammelt, eins wird, desto stärker werden – je nach Zielsetzung – die positiven oder negativen Wirkungen.

Man kann sich den Yamas und Niyamas auf zwei Arten nähern: entweder einen Entschluß fassen, ihnen zu folgen, oder sich in diese Richtung hin entwickeln. Trotz guter Absicht schlägt der erste Ansatz mit Sicherheit fehl. Warum? Sobald Sie sich entschieden haben, diesen Regeln zu folgen, entfernen Sie sich von Ihrem üblichen Verhalten. Je weniger Erfahrung Sie damit haben, um so schwieriger sind diese Regeln ständig umzusetzen. Vorsätze für das neue Jahr sind gut gemeint, die Zeit des Einlösens ist allerdings kurzlebig. Nur wenige können zu Neujahr einen vernünftigen Vorsatz fassen, noch weniger können sich daran halten.

Wie steht es mit der zweiten Vorgehensweise? Der zweite Ansatz ist natürlicher. Psychologisch kann man sich kurzfristig ändern, aber nicht physiologisch. Muskeltonus, hormonelles Gleichgewicht, Hirnströme und Konzentration können nur allmählich durch Körperübungen verändert werden. Ändert sich die Physiologie Ihres Körpers, wird sich auch Ihr Verhalten ändern. In einem entspannten, zentrierten und zufriedenen Zustand werden Sie nicht ständig wachsam Ihre Vorhaben im Auge behalten müssen. Sie brauchen sich nur so natürlich wie möglich, entsprechend Ihren wahren Bedürfnissen, zu benehmen. Sie können die Yamas und Niyamas in Erinnerung behalten, aber Sie brauchen nicht fortwährend daran zu denken.

Betrachten wir nun zunächst die Yamas oder Enthaltungen: a) nicht verletzen, b) wahrhaftig sein, c) nicht stehlen, d) spirituell leben und e) ohne Gier sein. Was bedeutet dies? Am besten versteht man es mit Hilfe verschiedener Konzepte. Das erste betrifft das Gesetz des Karma. Karma bezieht sich auf das Gesetz von Ursache und Wirkung. So wie Ihre Handlungen nach außen ausstrahlen, so werden sie irgendwann einmal auf Sie zurückstrahlen. Das zweite Konzept besagt, daß eine bestimmte Handlung Ihren Bewußtseinszustand oder Ihre Psychophysiologie beeinflußt.

Nicht verletzen

Das erste Yama fordert, daß man kein Lebewesen in Gedanken, Worten oder Tat verletzt. Ernährungs- und Lebensstil, persönliche und zwischenmenschliche Interaktion, Arbeit und Freizeit – überall soll nicht verletzt werden. Eine Ernährungsweise, nach der nur verzehrt werden darf, was eine Pflanze von sich aus hervorbringt, wäre ein extremes Beispiel.

Egal, wie lebendig, dramatisch oder extrem die Praxis ausfällt, dieses Verbot hat hauptsächlich mit Karma zu tun. Karma heißt im positiven wie im negativen Sinn, daß jede Handlung irgendwann auf einen selbst zurückfällt. Ist man an einem verletzenden Akt beteiligt, wird auf der physiologischen und psychologischen Ebene der Sympathikus in Erscheinung treten. Das sympathische Nervensystem verändert die Biochemie (Adrenalin und Noradrenalin), die Elektrochemie, den Muskeltonus und verschiedenes mehr. Die Wirkungen dauern noch Stunden nach dem ursprünglichen Reiz an. Aus diesen Gründen wird oft der persönliche Preis des Verletzens anderer als zu hoch betrachtet.

Wahrhaftig sein

Wie die anderen Gebote hat auch die Wahrhaftigkeit karmische und physiologische Bedeutung. Das Gesetz des Karma ist einem Bumerang vergleichbar: Ihre Handlungen kehren zu Ihnen zurück. Unehrlichkeit Ihrerseits wird Ihnen als solche wieder begegnen. Sie werden nicht wissen, ob Sie anderen vertrauen können. Da Sie nicht vertrauenswürdig sind, können die anderen es auch nicht sein.

Wie wirkt sich Unwahrhaftigkeit physiologisch aus? Die körperliche Antwort auf Unehrlichkeit betrifft zwei Faktoren. Zunächst zeigen fast alle Menschen, wenn sie lügen, physiologische Reaktionen. Daraus ergab sich der Gebrauch eines Lügendetektors oder Polygraphen. Polygraphen messen die Veränderungen des Hautwiderstands und zeigen Erregungszustände an. Diese werden von einer zunehmenden Aktivität des sympathischen Nervensystems begleitet, was wiederum den Orientierungsreflex (die reflexartige Erwiderung auf neue, ungewohnte Reize) beeinflußt. Mit wenigen Ausnahmen zeigen Menschen psychophysiologische Veränderungen beim Lügen.

Haben Sie einmal gelogen, müssen Sie sich an den Inhalt erinnern. Manchmal müssen Sie dann noch mehr lügen. Die zusätzlichen Lügen dienen der Folgerichtigkeit. So müssen Sie stets wachsam bleiben. Immer wieder müssen Sie sich der erfundenen Wirklichkeit erinnern. Je mehr Sie sich mit Yoga befassen, um so leichter werden Sie bei der wahrhaftigen Version der Wirklichkeit bleiben.

Das zentrale Nervensystem bedarf neuer Reize. Der Organismus sucht ständig nach neuen Anregungen; er ist offen für jede Veränderung in der Umgebung. Diese Wachsamkeit scheint nach einem Anpassungs-Vergleichs-System zu funktionieren. Dieses System vergleicht die äußeren Vorgänge mit einem inneren Bild der Wirklichkeit. Bei Diskrepanzen wird der Organismus alarmiert. Der Orientierungsreflex (eine kurze Aktivierung des sympathischen Nervensystems) drängt den Organismus zu größerer Erregung und Wachsamkeit; die Wirkungen dauern noch Stunden danach an. Eine Lüge weist eine Diskrepanz zwischen der realen Situation und der erfundenen auf. Durch diese künstliche Diskrepanz wird der Organismus in erhöhte Alarmbereitschaft versetzt.

Yoga ist der Versuch, ruhiger und entspannter zu werden, es bewirkt also einen Wechsel zur Herrschaft des Parasympathikus. Einem Yogi verursacht die Unwahrheit in Gedanken, Worten oder Taten, die einen Aufruhr des sympathischen Nervensystems mit sich bringt, mehr Ärger als sie es wert ist.

Nicht stehlen

Stehlen heißt, sich etwas nehmen, was einem nicht zusteht. Stehlen kann man in Gedanken, Worten oder Taten. Auch der Diebstahl kann karmisch oder physiologisch betrachtet werden. Yogis stehlen aus verschiedenen Gründen nicht.

Auf der karmischen Ebene bedeutet Diebstahl, daß man früher oder später selbst bestohlen wird. Man lebt dann in einer Welt der Diebe, denn diese Eigenschaft projiziert man dann auch auf andere; sie kennen Menschen nur so. Stets müssen Sie achtgeben, daß Ihnen niemand etwas stiehlt. Das hat zur Folge, daß Sie die ganze Zeit in einem Streßzustand sind, weil Sie äußerst aufmerksam sein müssen.

Beim Stehlen durchläuft ein Dieb eine Reihe physiologischer Reaktionen. Zudem muß er sich darum kümmern, die Beute zu verstecken, und obendrein aufpassen, nicht erwischt zu werden. Man weiß, daß der Besitz nicht zu einem gehört, nicht auf natürliche Weise zu einem gelangte, und man spürt, daß er womöglich nicht einmal zu einem paßt. Dem fremden Objekt gegenüber hat man kein gutes Gefühl. All dies führt, wann immer man sich mit dem Gegenstand befaßt, zu einer mehr oder minder starken Vorherrschaft des Sympathikus. Für einen Yogi ist das überflüssiges Gepäck. Es entfernt ihn vom angestrebten Zustand eines leichten, entspannten Lebens im Einklang mit der Umgebung. Es verstärkt außerdem die Wirkungen anderer Yamas, wie beispielsweise der Gier.

Spirituell leben

Auch wenn diese Regel positiv klingt, sie bezieht sich ursprünglich auf einen negativen Zustand, nämlich sexuelle Enthaltsamkeit. Heutige Yoga-Praktizierende sollten aber die kulturell befrachteten Ursprünge dieser antisexuellen Haltung im Yoga beachten.

In seiner radikalsten Form bedeutet eine spirituelle Lebensweise Askese, die die Sexualenergie bewahrt. Das Yama soll die triebhaften Energien einem höheren Bewußtsein opfern. Nach der Tradition bewirkt die Umwandlung der Sexualenergien in Spiritualität eine Zunahme der Kundalini-Kraft und eine Bewußtseinserweiterung.

Diese Tradition der sexuellen Enthaltsamkeit hatte natürlich mit der Hindu-Tradition der vier Lebensstufen zu tun, in der man vom »Haushälter« zum Sadhu wird. Die Rollen als Mann, Vater und Versorger endeten gleichzeitig – die sexuelle Aktivität wurde zugleich mit dem Verlassen von Frau und Beruf aufgegeben. Dies war der Anfang der letzten Stufe im Leben eines Mannes, der Weg zu Nirvana und Tod. Diesem edlen Streben sollte nichts im Weg stehen. Für alle, die außerhalb der indischen Tradition stehen, macht dieses Yama wenig Sinn.

Muß man, um auf dem Yoga-Pfad vorwärtszukommen, Gefährten, Kinder, Haus und Arbeit zurücklassen? Ganz sicher nicht. Das Yama der spirituellen Lebensweise setzt voraus, daß man ein geordnetes Leben gewählt hat und nach einer Harmonisierung zwischen innerer Entwicklung, zwischenmenschlichen Beziehungen und dem Beruf sucht. In unserer Kultur könnte man dieses Yama vielleicht am besten mit Antipromiskuität umschreiben.

Was das Bewahren oder Transformieren sexueller Energien anbelangt – dafür gibt es keine Beweise. Enthaltsamkeit bewahrt keine Energie, sondern schwächt und erschöpft sie. Daraus entsteht ein Bewußtsein, das nicht hoch, sondern schwächer ist. Allerdings wurde dieses Thema immer wieder erörtert, wobei einige meinen, daß Enthaltsamkeit yogisches Leben intensiviere, während andere gerade das Gegenteil behaupten.

Betrachten wir das Thema losgelöst von indischen Zusammenhängen, wird es zu einer rein hypothetischen Frage. Der Streit hat eher mit persönlichen Vorlieben zu tun, und das wird auch so bleiben.

Für die meisten, die nicht Inder sind und sich dem Yoga zuwenden, ist die sexuelle Enthaltsamkeit sowieso kein Thema. Der yogische Pfad läßt sich auch mit einer positiven Einstellung gegenüber den eigenen körperlichen Bedürfnissen beschreiten. Im somatischen Yoga wird der sexuelle Ausdruck als integraler Bestandteil eines gesunden und ausgewogenen Lebensstils betrachtet.

Nicht gierig sein

Nicht gierig sein heißt, daß man Ereignisse so annimmt, wie sie kommen. Man klammert sich an nichts fest, ist frei von Begierde und Besitzstreben.

Alle materiellen Dinge sind vergänglich. Wenn man sich an die Dinge bindet, bedeutet das auch, daß man am Vergänglichen festhält. Materielle Dinge lenken vom wahren Lebenssinn ab. Auch wenn sie sehr verlockend sind, eine Bindung daran wird nur Trauer über den Verlust auslösen.

Kennen Sie Gier? Ständig mehr zu begehren, befriedigt das Verlangen nicht. Sobald Sie die gewünschten Dinge in Ihren Besitz bringen, ist der Spaß vorbei. Dann wendet man sich leidenschaftlich dem nächsten Erwerb zu. Sobald sie auch das besitzen, ist die Erfüllung, die Sie mit dem Gegenstand zu erwerben hofften, nicht eingetreten.

Bei Gier wird der Sympathikus erregt. Sie werden zum Kauf angetrieben und von neuen Reizen verführt. So erreichen Sie keinen inneren Frieden. Je mehr Sie glauben, den inneren Frieden im äußeren Lebensfluß erreichen zu können, um so weniger werden Sie ihn finden, wenn Erwerben das zentrale Thema ist. Die Berührung des Königs Midas scheint dann Ihr Los zu sein: Alles, was Sie berühren, wird zu Gold. Alles, was Sie berühren/erwerben, verliert für Sie an Lebendigkeit.

Sobald Sie die Verhaftung an materielle Güter aufgeben, werden Sie genug für Ihr Leben erhalten. Es klingt paradox: Wenn Sie bedürftig sind, können Sie das, was Sie brauchen, nicht erlangen; wenn Sie es jedoch nicht mehr brauchen, kommt es von selbst. Das Streben nach Nichtverhaftung wird belohnt, das Streben nach Verhaftung nicht – schmerzlich und immer wiederkehrend, doch es gehört zum lebenslangen Lernprozeß. Yoga ist ein wunderbares Übungsfeld für die Notwendigkeiten des Lebens. Es gibt Ihnen die Fähigkeit, das, was auf Sie zukommt, als beste Lernmöglichkeit zu nutzen.

Wenn Sie mit Ihrer Yoga-Praxis fortschreiten, werden Sie sanfte, natürliche Fortschritte zu den Yamas hin bemerken: nicht verletzen, wahrhaftig sein, nicht stehlen, spirituell leben, ohne Gier sein. Es ist leichter und bequemer, sich auf diese Weise zu verhalten. Vielleicht wollen Sie ab und zu Ihre Fortschritte feststellen. Wenn Sie mögen, können Sie es so machen, daß Sie jedes Yama kurz betrachten und sich selbst nach einer Skala zwischen eins und zehn benoten. Das können Sie dann in Ihrem

Tagebuch oder einer anderen persönlichen Agenda festhalten. Schauen Sie sich Ihre Noten an. Seien Sie nachsichtig mit sich. Wichtig ist, die persönliche Entwicklung wahrzunehmen und ihr gleichzeitig den eigenen Rhythmus zu lassen. Wenden wir uns nun den Niyamas oder Geboten zu.

4

Niyamas: Was man tun sollte

Niyamas sind fünf Gebote, die von allen ernsthaften
Yoga-Anwärtern ständig befolgt werden. Sie betreffen:
physische und innere Reinheit, Zufriedenheit
mit dem eigenen materiellen Status, Askese,
das Studium der Yogapsychologie und anderer Bücher
über Selbsterkenntnis und Hingabe
an das göttliche Objekt der Meditation.

Dr. Rammurti S. Mishra

Yoga war schon immer und wird auch stets das Wichtigste
in meinem Leben sein. Ich versuche,
die Prinzipien allem zugrunde zu legen, was ich tue.
Zusätzlich zur Entwicklung eines Gleichgewichts durch Asanas
und Meditation empfange ich auch sehr viel Inspiration
beim Lesen der Bücher über göttliche Weisheit,
wie zum Beispiel der Bhagavad Gita,
der Yoga-Sutren Patanjalis und ähnlicher.
Außerdem befasse ich mich mit Buddhas Lehren,
um die wissenschaftliche Welt, in der wir leben, zu verstehen.
Auf Christi Lehre beziehe ich mich,
um persönliche Beziehungen in Liebe zu gestalten.
Durch all das entsteht mit jedem Tag ein wachsendes Verständnis
für die Mitte. Dank Yoga schwanke ich nicht mehr hoffnungslos
zwischen den Extremen hin und her. Wachsendes Bewußtsein
und zunehmende Sensibilität erweitern die Freiheit.
Für mich ist genau das der Sinn des Lebens!

Aus dem Yoga-Seminar

Niyamas oder Gebote sind Dinge, die man tun sollte. Dazu gehören: a) Reinheit, b) Zufriedenheit, c) Askese, d) Studium des Selbst und e) Hingabe an Gott oder das Allexistierende. Bei unserer Betrachtung werden wir sowohl die ethischen als auch die physiologischen Aspekte erörtern.

Reinheit

Hier gewinnt der alte Ausspruch »Reinheit wohnt nah beim Göttlichen« neue Bedeutung. Dabei muß man betrachten, wie Reinheit den inneren Frieden fördert. Reinlichkeit beruhigt. Physiologisch entspannt man. Wenn Sie im Durcheinander leben, werden Sie sich ängstigen, verwirrt sein und unruhig. Sie fühlen keine Verbindung zu den Dingen.

Betrachten wir die Entropie im Universum: Chaos im Universum oder die nicht verfügbare Energie in einem thermodynamischen System. Das Konzept entwickelte sich aus den Gesetzen der Thermodynamik. Theoretisch endet das Universum bei maximalem Chaos. Wie das sein könnte, kann man sich nur schwer vorstellen. Alles beginnt mit einer gewissen Ordnung, die nach und nach degeneriert. Das Leben trägt zu negativer Entropie bei – Ordnung im Universum. Einfacher ausgedrückt: Unordentliches Leben trägt zu unordentlichem Bewußtsein bei.

Wir leben inmitten von Umwelteinflüssen. Sind wir uns der Reize auch nur zu einem geringen Teil bewußt, wird das Nervensystem angeregt. Wenn wir auf den Reiz reagieren, dann erhöht sich die Aktivität unseres Körpers. Der Geist, äußerst empfänglich, bemerkt immer wieder eine unordentliche Umgebung, der Reizanordnung mangelt es also an Symmetrie. Aufmerksam wie Ihr Geist ist, erkennen Sie Veränderungen. Warum? Immer wieder wird Ihnen signalisiert, daß die Dinge nicht ordentlich sind, da muß etwas getan werden.

Hinzu kommen die Reize der Umgebung. Wenn Sie in Unordnung leben, erfährt Ihr Nervensystem ein unordentliches Muster. Ihre Umgebung zeigt ein Muster, das Sie in Ihrem Bewußtsein spiegeln. Innere Ordnung zieht äußere nach sich und umgekehrt.

Eine Möglichkeit, die innere Ordnung zu erhöhen, bietet u.a. die Meditation. Je besser Sie sich innerlich dank Ihrer Yoga-Praxis konzentrieren können, desto eher können Sie äußere Ordnung schaffen. Ihre Umgebung wird Ihre innere Ruhe reflektieren. Dieses Innen-Außen-Feedback – Ihre Wahrnehmungen färben Ihre Erfahrungen – erleichtert Ihnen zunehmende Reinheit.

Zufriedenheit

Das Niyama der Zufriedenheit bezicht sich auf die Fähigkeit, Situationen anzunehmen wie sie sind, ohne Anstrengung reagieren zu können. Ereignisse sind die Folgen früherer Handlungen, frühere Handlungen sind die Folgen Ihrer vorausgehenden Wahrnehmungen. Lernen Sie deshalb aus diesen Ereignissen.

Kennen Sie unzufriedene Menschen? Nichts befriedigt sie, stundenlang können sie darüber diskutieren, wie übel alles ist. Sie fangen bei sich selbst an, weiten es aus auf die Gemeinschaft, und schließlich geht es um die ganze Welt. Sie sitzen da, unfähig zu handeln. Das Falsche, das sie wahrnehmen, können sie nicht richtig machen. Während sie darüber reden, finden in ihrem Körper – wie auch in dem der Zuhörenden – physiologische Veränderungen statt. Immer wieder beleben sie ihr eigenes Unglück. Mit diesem Verhalten geht ein bestimmter physiologischer Zustand einher, der wiederum die gleichen Wahrnehmungen fördert.

Es gibt in der Welt einiges zu verbessern, das leugne ich nicht. Aber um die menschlichen Verhältnisse zu verändern, muß man sich aktiv engagieren. Andernfalls werden Sie frustriert und gelähmt immer wieder in den Sumpf Ihrer Unzufriedenheit zurückfallen. Das macht alles nur noch schlimmer.

Mit der Yoga-Praxis werden Sie Ihren physiologischen Zustand verändern. Sie werden sich mehr mit dem befassen, was Sie zufriedenstellt. Sie werden den Wunsch verspüren, helfend und ändernd einzugreifen, wo Sie es vermögen, und Sie werden feststellen, daß Sie das Thema wechseln, wenn Sie wieder einmal ins Klagen verfallen. Sie werden ausgewogener, ruhiger, entspannter. Und dabei werden Sie feststellen, daß Ihre Stimmung freundlicher wird.

Askese

Askese erinnert uns an die rauhen Gewänder des Mittelalters oder an Fakire auf dem Nagelbett. Tatsächlich bedeutet Askese aber, unter kargen Bedingungen ein einfaches Leben ohne Ablenkungen zu leben. Ablenkungen, die uns vom Erreichen höherer Bewußtseinszustände abhalten, sind unnützes Gepäck. Früher hielt man es für notwendig, die körperliche Bindung an die Seele zu schwächen, da man glaubte, die Seele wäre ohne die körperliche Verhaftung frei.

Was ich jedoch darunter verstehe, ist ein ausgewogener körperlicher Zustand. Je einfacher und konsequenter Sie leben, um so eher sind innere Erfahrungen möglich. Diese neuen inneren Erfahrungen werden durch äußere Sinneseindrücke nicht blokkiert. Wenn ein Mensch sich einem enthaltsameren Leben zuwendet, läßt er nicht bestimmte Erfahrungen hinter sich, sondern wendet sich erwünschteren Erfahrungen zu. Dieser Weg der Enthaltsamkeit ist für jene, die ihn wählen, ein Geschenk. Den Thermostat der Heizung herunterdrehen, damit die eigene Körperhitze intensiviert wird, ist nur ein Beispiel. Ein anderes wäre das Erfahren innerer Halluzinationen oder Visionen, die mit langem Entzug sinnlicher Reize einhergehen.

Studium des Selbst

Selbststudium bezieht sich auf die Erfahrung des Höheren Selbst. Das schließt das tägliche Lesen heiliger Schriften verschiedener Traditionen mit ein, zum Beispiel die *Bhagavad Gita*, die Yoga-Sutren, die *Upanishaden*, die *Bibel*, Sufi-Texte und anderes. Selbststudium impliziert aber auch das Erforschen des eigenen tieferen Selbst, unserer ureigenen heiligen Natur.

Durch das Lesen der heiligen Schriften werden viele Themen abgedeckt sowie die Erinnerung an die größere Wirklichkeit wachgehalten. Das stimmt uns auf den Tag ein, führt uns zu einer größeren Entspannung.

Hingabe an Gott

Lassen Sie uns das Verständnis von diesem Niyama erweitern. Yoga zur körperlichen Ertüchtigung zu nutzen ist ein Weg, sich dem Yoga anzunähern. Ein anderer Zugang ist die Entwicklung einer spirituellen Kultur. Dieses Niyama bezieht sich auf letzteres. Das Wort Gott wollen wir auf das Absolute erweitern, auf all das, was ist, auf das kosmische Bewußtsein, das Wesen der Existenz, den Seinsgrund – wie auch immer Sie die größere Wirklichkeit benennen wollen. »Hingabe an Gott« meint ein Bewußtsein für diese größere Wirklichkeit, wobei wir vermeiden sollten, uns von der beschränkten Sicht auf uns selbst, unsere Situation oder unser Leben einengen zu lassen.

Gott in allem zu sehen, was man wahrnimmt und erkennt, eröffnet ein neues Verständnis für die Ereignisse. Sie werden anders verstehen, Situationen akzeptieren; die Ereignisse selbst werden sich nicht unbedingt ändern. Das führt zu einem stärkeren Einheitsgefühl mit allem, was existiert.

Je länger Sie mit Ihrer Yoga-Praxis fortfahren, um so mehr werden Sie sich so verhalten, daß Sie zunehmend im Einklang mit den Yamas und Niyamas sind. Sie können Ihre Fortschritte mit den Niyamas auf die gleiche Weise bewerten wie bei den Yamas. Betrachten Sie kurz jedes Niyama, und benoten Sie sich nach einer Skala von eins bis zehn, je nachdem, inwieweit Sie jedes Niyama in Ihrem Alltag beachtet haben. Es genügt auch eine einfache Liste, die Sie täglich oder in anderen regelmäßigen Abständen führen. Nachdem wir nun Yamas und Niyamas als Verhalten oder Lebensstil betrachtet haben, werden wir den somatischen Ansatz in bezug auf die Asanas oder Körperstellungen untersuchen.

TEIL 2

Der Körper im somatischen Yoga

5
Asanas: Übungen

Die Haltung wird durch Zügelung
der natürlichen Bestrebungen des Körpers
wie auch durch Meditation
über das Unendliche fest und entspannt.

Patanjali

Ich freue mich am Yoga,
weil ich immer wieder Veränderungen und Verbesserungen fühle.
Am meisten gefallen mir Hatha Yoga und Meditation,
wenngleich ich langsam auch die Bedeutung von Prana erkenne.

Aus dem Yoga-Seminar

Die Vielzahl der Yoga-Haltungen – in etwa 84.000 – würdigt die Vielfalt der Menschheit. Viele Wege führen zum Ziel. Lassen Sie sich durch die Menge an Variationen nicht entmutigen, fangen Sie einfach mit ein paar Grundhaltungen an. Diese verschaffen Ihnen eine solide Basis, um Ihr eigenes Yoga-Programm entwikkeln zu können. Zum Basisprogramm gehören: Totenstellung, Beinheben, halber Schulterstand, Schulterstand, Fisch, Pflug, Kobra, Heuschrecke, Drehsitz, Yoga Mudra, Kopf-Knie-Stellung, Storch, Baum und Kopfstand.

Wichtig ist nicht allein, daß Sie die Haltung einnehmen, sondern auch *wie* Sie sie gestalten. Als nächstes geht es darum, was Sie mit Ihrem Geist machen. Ihr Körper mag ruhig sein, aber Ihre Aufmerksamkeit bewegt sich noch immer. Den Geist mit dem Körper vereinen hat Ähnlichkeit mit dem Trainieren eines Pferdes: Man muß Schritt für Schritt vorgehen. Mit leichten, sich wiederholenden Übungssequenzen werden geistige und körperliche Aktivitäten mit der Zeit zusammengebracht. Zunächst erlebt man kurze Momente der Integration oder des Einsseins, später werden es längere Perioden sein. Perfekte Yogis können diesen Zustand permanent halten. Aber das braucht Sie jetzt nicht zu kümmern.

Zählen und ein Mantra rezitieren, die Haltung visualisieren und sich die Bewegungen vorstellen, am Schluß in der Totenstellung entspannen und tief atmen – all dies sind Möglichkeiten, die Haltungen zu verbessern und die Wirkungen zu vertiefen. Zählen fördert die Konzentration auf die Stellung und gibt Aufschluß darüber, wie lang man in einer Stellung verweilen kann, so daß sie schließlich zu einer Meditationshaltung wird. Zählen – am Anfang noch schwierig – wird mit der Zeit so natürlich wie Atmen.

Eine Yoga-Übung, eine Meditation, eine Entspannungsübung – jede Haltung hat rezeptähnliche Vorgaben (eine Prise von diesem, eine von jenem und so weiter). Das Rezept enthält zwei Vorschriften: wie man atmen und wie lange man die Stellung halten soll. Wenn Sie die Position zu lang halten oder nicht korrekt atmen, wenn Sie nicht aufmerksam bei der Sache sind, dann werden Sie nur einen Teil der Vorzüge erfahren, die die Haltung mit sich bringt. Jede Entwicklungsstufe beinhaltet Vorzüge, die nur zu diesem bestimmten Zeitraum zu entdecken sind. Wer möchte sie versäumen?

Während der Stellungen empfiehlt sich die Yoga- oder OM-Zählweise: OM 1, OM 2, OM 3 und so fort. Im Stillen zu sich gesagt, wird es Ihnen helfen, aufmerksam bei der Sache zu bleiben – eine Erfahrung der Einheit. Das OM-Zählen wird Ihre Praxis erleichtern, größere Aufmerksamkeit ermöglichen, die Verweildauer in den Haltungen messen und Sie zur Meditation führen. Ihre Fortschritte in der Yoga-Entwicklung werden Ihnen angemessen sein (Ihrem Temperament, Ihrem Körper, Ihrem Lebensstil, Ihrem Schicksal). Zuviel auf einmal würde Sie in Streß bringen, zuwenig wäre nicht yogisch.

Somatisches Yoga nutzt folgende Prinzipien, um das Lernen zu erleichtern und die optimale Yoga-Erfahrung zu ermöglichen: Wiederholung, Mut und Freude, Gespür, Schwerkraftänderung, langsames Lernen, auf die Bewegung gerichtetes Bewußtsein, Visualisierung der Bewegung und Vereinigung der Perspektiven der ersten und dritten Person.

Wiederholung

Im somatischen Yoga wird der Wert der Wiederholung der Reize als Teil der Yoga-Praxis erkannt. Die Wiederholung ermöglicht Ihnen, nach und nach die Bewegungen der vollendeten Form anzugleichen. Yoga ist die Erfahrung, die Langeweile Schritt für Schritt zu überwinden und die Wahrnehmung innerhalb eines eingeschränkten Feldes zu vergrößern. Wenn Sie trotz Unruhe dem Drang nach Veränderung nicht nachgeben, verändert sich die Bewußtseinsebene, weil die Tendenz, die Aufmerksamkeit zu verlagern, gehemmt wurde.

Mut und Freude

Im somatischen Yoga wird der Übende ermutigt, die Praxis ständig zu erweitern. Eine Möglichkeit wäre, so lange zu warten, bis Sie von selbst eine Stellung länger einnehmen können. Somatisches Yoga betont die Bedeutung einer mühelosen und leichten Praxis. Dadurch soll der Körper in einer parasympathischen Grundstimmung gehalten werden. Somatisches Yoga geht nicht ins Extreme, sondern bleibt da, wo es sich leicht und natürlich anfühlt. Der Übende sollte also nicht in den Orientierungsreflex verfallen, bei dem das sympathische Nervensystem bestimmt (die Kampf-oder-Flucht-Reaktion).

Im somatischen Yoga wird außerdem das Angenehme einer Erfahrung betont. Immer wieder wird vom Glückszustand oder der Erfahrung von Freude, *ananda*, gesprochen. Die Erfahrung der Freude beginnt in der angenehmen Erfahrung des Körpers beim Dehnen und Entspannen der verschiedenen Regionen. Der Yoga-Schüler wird ermutigt, angenehmen Gefühlen während und nach den Übungen nachzuspüren. Beim Yoga werden die angenehmen Gefühle möglicherweise auch durch die Produktion von Endorphinen und anderen biochemischen Botenstoffen angeregt.

Gespür: Die sensomotorische Verbindung

Im somatischen Yoga wird die sensomotorische Verbindung nach beiden Seiten gepflegt. Wenn man in die Übung hineingeht, darin verweilt und nachher hinspürt, entdeckt man die Wirkungen, das physiologische Feedback der Bewegung. Die Veränderungen im Körper werden als feine Schwingungen wahrgenommen, und die betroffene Körperregion fühlt sich lebendiger an.

Differenzierung, Integration, Organisation

Im somatischen Yoga legt man großen Wert auf die Unterscheidung der verschiedenen Bewegungen und Haltungen. Man konzentriert sich darauf, spürt sie bewußt und hält die Stellung für eine gewisse Zeit. Diese Bewegungen und Haltungen haben mit dem sonst üblichen Bewegungsfluß nichts zu tun und werden nur um ihrer selbst willen ausgeführt. Im Alltag werden Sie größere Beweglichkeit im Körper spüren und schneller reagieren können. Ihre Bewegungen werden weniger eingeschränkt sein, denn Ihr Körper hat bereits die Nervenverbindungen und Bahnen zu den betreffenden Muskeln belebt. So werden Sie zunächst diese Bewegung von den anderen unterscheiden, um dann später in Ihrem Alltag die isolierte Übung in die Gesamtorganisation Ihrer Bewegungen einzubauen.

Was die Organisation anbelangt, so betont somatisches Yoga die Bewußtheit der Körper-Geist-Seele-Einheit bei allen Aktivitäten des Tages. Da der Körper sich besser organisiert, um effizienter zu sein, werden Sie ermuntert, in bezug auf die Integration aufmerksam zu werden. Diese Aufmerksamkeit ist schwer beizubehalten, doch sie kann zur Gewohnheit werden, je mehr Sie üben.

Jenseits der Schwerkraft

Im somatischen Yoga gibt es verschiedene Arten, die Beziehung zur Schwerkraft zu verändern. Viele Übungen und Haltungen werden auf dem Boden liegend ausgeführt, andere Übungen kehren die Körperstellung um. Beim Liegen können Sie, da all die Anstrengungen des Sich-Aufrichtens wegfallen, besser entspannen und Ihren Geist freihalten für die Besinnung und das Aufnehmen von Informationen und Einsichten, die aus seinem Inneren kommen.

Langsam lernen, langsam bewegen

Beim somatischen Yoga sollte man sich nicht nur so langsam wie möglich bewegen, auch die Übungen und Stellungen sollten sehr langsam erlernt werden, Ihrem eigenen Rhythmus entsprechen. Achten Sie darauf, daß Sie sich in jeder Entwicklungsstufe wohlfühlen. Gehen Sie langsam in die Stellungen hinein.

Bewußtheit in Bewegung

Wie bereits Moshé Feldenkrais (1978) und andere ausgeführt haben, ist es beim somatischen Yoga, wie bei allen anderen Aktivitäten, äußerst wichtig, so bewußt wie möglich den Körper wahrzunehmen. Sie müssen sich nur langsam genug bewegen, damit Sie während der gesamten Handlung aufmerksam und bewußt bleiben können. Wenn die Anweisungen von einem Lehrer oder einem Tonband kommen, kann diese Führung Ihnen helfen, achtsam jeden Aspekt der Bewegung und der körperlichen Organisation währenddessen wahrzunehmen. Üben Sie hingegen allein, müssen Sie sich ständig daran erinnern, mit voller Aufmerksamkeit dabeizubleiben. Ein Unterricht macht es für Sie leichter, weil Sie dann entspannter einfach den Anweisungen des Lehrers folgen können, ohne sich ständig entscheiden zu müssen, wohin Sie Ihre Aufmerksamkeit als nächstes lenken sollen. Das befreit Ihren Geist, und bestimmte Gehirnregionen werden weniger beansprucht.

Innere Bilder

Im somatischen Yoga werden innere Bilder zur Erleichterung der Übungen herangezogen. Visualisiert man zunächst die Stellungen, sind sie einfacher zu erlernen. Ihr zentrales Nervensystem erhält dann ein vollständiges Bild des angestrebten Ziels. Gehen Sie nie abrupt in eine Stellung hinein, sondern bereiten Sie sich darauf sorgfältig vor. Auch wenn Sie die Haltung schon kennen, sollten Sie mit dem Visualisieren fortfahren. Das wird Ihnen das Ausharren in der Position erleichtern.

Aus diesem Grund visualisieren wir im somatischen Yoga jede Haltung, bevor wir sie einnehmen. Langsam in die Stellung hineingehend bleiben wir aufmerksam und beobachten, wie der Körper sich organisiert, um sie zu erreichen. Wir halten die Position so lange, wie dies unserem gegenwärtigen Entwicklungsstand entspricht. Wir benutzen die Yoga-Zählweise, während wir in der Stellung verweilen, um sie so zu einer meditativen Erfahrung werden zu lassen. So können wir auch feststellen, wie lange wir die Übungen halten. Dann gehen wir langsam und mit voller Aufmerksamkeit wieder aus der Haltung heraus.

Nach der Übung gehen wir eine Minute lang mit tiefem Atem in die Totenstellung und nehmen unseren ganzen Körper wahr. Während der Übung ist der motorische Kortex aktiviert, in der Totenstellung beobachten wir die Nachwirkungen. So erfahren wir alle Vorzüge der Haltung. Würden wir schnell zur nächsten Übung eilen, käme das einem Wettlauf mit dem sensorischen Kortex gleich.

Das Samyama der Asanas

Samyama wird der Konzentrationszustand genannt, bei dem die drei Praktiken – Konzentration, Meditation und Vereinigung mit oder Aufgehen im Objekt der Betrachtung – in einer Übung zusammengefaßt werden. Beim somatischen Yoga werden die Asanas in Samyama ausgeführt. Zunächst richtet man die Aufmerksamkeit (Konzentration) auf das Erreichen der Haltung. Dann bedarf es wiederholter neuromuskulärer Impulse, um die Stellung zu halten – eine meditative Erfahrung. Und schließlich beobachtet man die Empfindungen, die vor, während und nach der Position auftauchen.

Beim Yoga kommt es darauf an, sich der Identifizierung mit dem höchsten oder absoluten Bewußtsein zu nähern. Dadurch erkennen Sie, daß Sie weit über die Grenzen Ihres Körpers und Ihrer Persönlichkeit hinausreichen. Die Befreiung von der Schwere des eigenen individuellen Lebens fördert den inneren Frieden. Unschätzbaren Wert hat dabei die Fähigkeit, flexibel zwischen der Aufmerksamkeit für das individuelle Leben und der Gelöstheit davon zu wechseln. Je öfter Sie diese Erweiterung der Identifikation üben, desto leichter wird sie Ihnen fallen. Wie kommt man dahin? Folgendes kann helfen: Richten Sie Ihre Aufmerksamkeit auf das höchste Bewußtsein, stellen Sie sich vor, damit identifiziert zu sein, und spüren Sie dann, wie Sie Ihr Körpergefühl verlieren. Schließlich entdecken Sie die Identifikation mit dem höchsten Bewußtsein. Beginnt Ihr Geist zu wandern, dann bringen Sie ihn einfach wieder zum höchsten Bewußtsein zurück.

Asanas als Meditation

Asanas helfen dem Körper zu meditieren. Nach Mishra (1990, S. 146 ff.) sollten sie folgende Bedingungen erfüllen:

1. »Eine Stellung soll Körper und Geist entspannen.«
   Hier wird die Notwendigkeit betont, den Körper von seinen muskulären und biochemischen Verspannungen zu befreien. Auch der Geist soll gelöst werden. Körperübungen helfen, den Geist zu klären.
2. »Sie soll Körper und Geist Kraft geben.«
   Dies bezieht sich auf die Kräftigung von Muskeln und Nervenverbindungen, die dem Körper effizientes Handeln ermöglichen.
3. »Sie soll alle Lasten, Ängste und Krankheiten beseitigen.«
   Lassen wir physische und geistige Einengungen los, verzichten wir auch auf die damit einhergehenden biochemischen Zustände und Disharmonien, die Ängste produzieren und einen fruchtbaren Boden für Krankheiten bilden.
4. »Mit Hilfe der Stellung soll der Mensch sein Körpergefühl vergessen können, damit sich das Bewußtsein mit dem höchsten Bewußtsein identifizieren kann.«
   Ist eine Haltung ausgeglichen und angenehm genug, wird das Bewußtsein frei, sich die Verbindung zum Höheren Selbst zu vergegenwärtigen.
5. »Eine Stellung soll zur Bildung und Heilung des Menschen beitragen.«

Das bezieht sich auf Körperkultur und gesundheitliche Verbesserungen, die durch Yoga-Haltungen erzielt werden.

6. »Sie soll nicht unterbrochen werden, soll dem Körper Festigkeit geben und leicht sein.«
   Das bedeutet, daß extreme Stellungen zur Meditation ungeeignet sind. Ziel des Raja Yoga ist die Hinführung zur Konzentration. Dies wird erreicht, indem Bewußtseinszustände eingeleitet werden, die zu Konzentration führen.

Mishra (1990) erinnert daran, daß die späteren Stufen des Yoga körperlich ziemlich anstrengend sind; dann braucht es große Kraft und Ausdauer. Ohne einen gut trainierten und vorbereiteten Körper ist Samadhi nicht möglich. Der Geist kann sich zu höheren Ebenen hinentwickeln, sie aber nicht erreichen. Da ein ausgeprägt spirituelles Leben – Ekstase – den Körper sehr anstrengt, muß er entwickelt und kontrolliert werden. Yoga-Haltungen unterstützen ihn darin.

Mishra sagt: »Vollkommenheit des Körpers besteht in Schönheit, Anmut, Stärke und diamantener Härte.« (1990, S. 148) Ein Diamant ist ein sehr harter Stein. Durch ständiges Üben von Yoga wird das Soma (der lebendige Körper) zum einzigartigen, schönen Selbst. Es ist wunderbar, den Prozeß eines Individuums zu seiner eigenen Schönheit mitzuverfolgen: Körper und Bewegungen werden anmutiger, geschmeidiger und stimmiger. Ruhige Stärke entwickelt sich. Eine Kraft entsteht, die auf die Härten des spirituellen Lebens vorbereitet.

Die Haltungen bereiten auf Yoga oder die Vereinigung vor, sie stehen nicht für sich allein. Asanas trainieren den Geist und den Körper für eine spirituelle Entwicklung. Yoga-Stellungen sollten Ihnen spirituellen Schwung geben; größere Lebendigkeit sollte in Ihrem Körper spürbar werden.

Im Yoga werden Körper und Geist als verbunden gesehen; ohne das eine kann das andere nicht effektiv sein. Yoga bietet

Übungen für beide Bereiche und zielt auf ein psychophysiologisches Gleichgewicht. Es heißt, das Bewußtsein entwickle sich durch Vervollkommnung von Körper und Geist. Wie geschieht das? Mishra (1990) sagt, daß wir aufgrund unserer vielen Inkarnationen unsere wahre Natur vergessen haben und unser Selbst und unser Bewußtsein als vom Körper begrenzt empfinden. Durch Yoga erinnern wir uns wieder. Wir spüren die Begrenzungen weniger, denn das Selbst ist unbegrenzt. Yoga ist ein Dehypnotisierungsprozeß. Durch Konzentration, Meditation und Vereinigung können wir wieder unsere wahre Natur erkennen. Allgegenwart, Allmacht und Allwissen sind die Eigenschaften des Selbst.

Zur Erinnerung

Unsere wachsende Fähigkeit zur Entspannung bringt uns zunehmend die Vorzüge des Yoga näher. So einfach! Entspannung wird Ihnen helfen – das werden Sie bald feststellen –, konzentriert bei der Sache zu bleiben. Wenn Sie Ihre Gedanken auf das, was Sie gerade tun, richten, werden Ihre Bewegungen Ihrer Aufmerksamkeit folgen. Yoga-Übungen lösen Entwicklungen aus: Die Übungen werden Ihnen immer besser gelingen und zunehmend leichterfallen. Der Trick dabei ist, daß man so weit in die Stellung hineingeht, wie dies ohne Verspannungen möglich ist. Geduldig gehen Sie einfach stets so weit, wie Sie gerade können. Erfahren, wahrnehmen, lernen – auf diese Weise werden Sie ein Vorher- und Nachher-Bild Ihrer Yoga-Entwicklung erhalten. Jeder Schritt auf Ihrem Weg ist wichtig.

Wie fangen wir an? Normalerweise zeige ich jede Übung. Man hält die Stellung für ungefähr zehn Sekunden, damit ein inneres Bild beim Beobachter entstehen kann. Dann schließen die Zuschauenden ihre Augen und stellen sich ungefähr zehn Sekunden lang die Haltung vor. Ist das Bild komplett, geht man selbst in die Übung. In den folgenden Yoga-Seminaren behält man die Visualisierung vor jeder Stellung bei. Der Visualisierungsprozeß – sich konzentrieren und entspannen – unterstützt Yoga-Praxis und -Entwicklung.

Wir visualisieren nicht nur jede Haltung, bevor wir in sie hineingehen, sondern ruhen auch nach jeder Haltung in der Totenstellung aus. Das ist die einfachste Stellung. Wenn wir zu schnell von einer Aktivität zur nächsten wechseln, wenn wir keine Erholungspause dazwischenschalten, wenn wir unsere Gedanken nicht wieder neu sammeln, dann wird es uns nicht gelingen, das Bestmögliche aus der ursprünglichen Aktivität herauszuholen. Die Totenstellung hat zwei Vorteile: Sie gibt uns eine Minute zur Entspannung und läßt uns die Wirkungen der vorangegangenen Haltung spüren. Entspannen und nachspüren gehören gleichwertig zur Übung.

In der Totenstellung atmen wir eine Minute lang tief ein und aus, vier Sekunden ein, vier Sekunden aus. Bei dieser Zwerchfellatmung zähle ich meistens 64 OM, was ein wenig mehr als einer Minute entspricht.

Sie werden im Yoga das entwickeln, was Sie sich selbst vornehmen. Die alten, einfachen, transzendierenden Wirkungen sind nicht nur wenigen Begabten vorbehalten; wer übt, wird je nach Qualität und Dauer seiner Praxis zu Ergebnissen kommen. Nachdem Sie Yoga gut kennen, werden Sie es bewußt und unbewußt in Ihren Alltag integrieren. Eine Möglichkeit, sich der Wirkung von Yoga auf Sie klar zu werden, besteht im Aufschreiben: Halten Sie fest, welche Erkenntnisse Sie während oder nach den Übungen hatten. Sie werden Dinge entdecken, von denen Sie – solange Sie kein Yoga-Tagebuch führten – keine Ahnung hatten.

Grundlegendes zu den Haltungen im somatischen Yoga

1. Stellen Sie sich die Übung zehn Sekunden (OM) lang vor.
2. Gehen Sie langsam in die Stellung; lassen Sie sich ungefähr zehn Sekunden (OM) lang Zeit hineinzugelangen.
3. Zählen Sie, während Sie in der Stellung verweilen, richten Sie Ihre Aufmerksamkeit ganz auf die Haltung.
4. Folgen Sie dem für die Übung entsprechenden Atemmuster.
5. Gehen Sie langsam aus der Stellung heraus; lassen Sie sich zehn Sekunden (OM) lang Zeit.
6. Nehmen Sie die Totenstellung ein, atmen Sie eine Minute oder 60 OM lang tief ein und aus.
7. Bleiben Sie die ganze Zeit aufmerksam. Üben Sie das Spüren. Gehen Sie den Körper durch, um die Nachwirkungen wahrzunehmen: Empfindungen, Temperaturwechsel, Unterschiede in der Körperlage, Entspannungsgefühle.
8. Visualisieren Sie die nächste Übung.

Die folgenden Übungen bilden ein Basisprogramm und sind das Herzstück des somatischen Yoga: Totenstellung, Beinheben, Schulterstand, halber Schulterstand, Fisch, Pflug, Kobra, halbe Heuschrecke, Bogen, Drehsitz, Yoga Mudra, Kopf-Knie-Stellung, Storch, Baum und Kopfstand. Zur Abwechslung oder für bestimmte Zwecke können auch andere Übungen hinzugenommen werden. Übungsvorschläge für Ihre eigene Yoga-Praxis finden Sie am Ende des Kapitels.

Die Totenstellung (Abb. 5.1)

Diese Stellung ist die leichteste aller Yoga-Positionen. Betrachten Sie die Abbildung zehn Sekunden (OM) lang, schließen Sie dann Ihre Augen, und visualisieren Sie die Übung ebenso zehn Sekunden (OM) lang. Legen Sie sich nun mit gestreckten Beinen auf den Rücken, die Füße ungefähr einen halben Meter weit auseinander, die Hände mit den Handflächen nach oben, ungefähr 25 cm seitlich vom Körper. Sie sollten so symmetrisch wie möglich liegen. Machen Sie es sich bequem. Achten Sie darauf, daß Ihr Rücken entspannt ist. Nehmen Sie wahr, ob Sie ihn nicht unbewußt irgendwo wölben. Schütteln Sie Füße und Hände aus, und drehen Sie den Kopf sanft von Seite zu Seite, um ganz zu entspannen.

Wenn Sie die Totenstellung zwischen einzelnen Haltungen einnehmen, sollten Sie eine Minute oder 60 OM lang tief atmen; so bekommt der Körper genügend Sauerstoff, die Entspannung wird gefördert, und Sie können gut nachspüren. Dieses Nachspüren ist eine sehr subtile Angelegenheit, es bringt Ihnen die Wirkungen der Übungen nahe, so daß Sie den höchstmöglichen Nutzen daraus ziehen können. Ich benutze das Bild des In-die-Pedale-Tretens bei einem Zehn-Gang-Fahrrad für diese Haltung; die Totenstellung ist dabei der Leerlauf. Ein anderes hilfreiches Bild ist die Vorstellung des physiologischen Zustands als See, in den man einen Stein wirft. Dabei ist es von Vorteil, nach jeder Haltung so lange zu warten, bis die Wellen ans Ufer gelangt sind, bevor man den nächsten Stein hineinwirft.

Das tiefe Atmen während einer Minute sollte mit dem Bauch geschehen. Atmen Sie vier OM lang ein und vier OM lang aus, zählen Sie so bis 60 OM. Jede Zahl entspricht ungefähr einer Sekunde. Manchmal ist es hilfreich, die Zeit zu stoppen, um herauszufinden, wie sich ein OM pro Sekunde anfühlt. Atmen Sie leise und leicht ein und aus. Ohne Anstrengung.

Die Totenstellung soll Geist und Körper entspannen. Nerven und Muskeln werden beruhigt und wiederhergestellt. Während des Schlafs sind wir nicht immer entspannt, sondern gehen durch verschiedene neuromuskuläre Erfahrungen. In der Totenstellung bleiben wir ganz bewußt eine bestimmte Zeit lang entspannt. Das venöse Blut kann dadurch leichter zum Herzen zurückkehren,

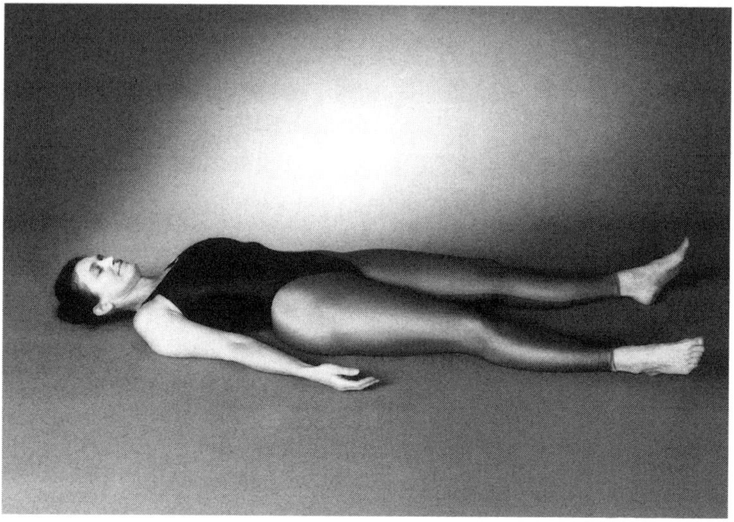

Abb. 5.1: Totenstellung

und die biochemischen Wirkungen der Ermüdung werden aufgelöst. Ebenso wird hoher Blutdruck gesenkt (Patel, 1973, Patel, 1975, Patel & North 1975), Angst und Nervosität werden gemindert. Dieser Zustand mit seiner Reduktion der Muskelspannung und der Dominanz des Parasympathikus verändert die Biochemie des Körpers so, daß weniger Ängste auftauchen.

Beinheben (Abb. 5.2)

Betrachten Sie die Abbildung, und stellen Sie sich die Übung vor, beides jeweils zehn Sekunden (OM) lang. Legen Sie sich auf den Rücken, die gestreckten Beine geschlossen, die Arme neben dem Körper, die Handflächen unten. Winkeln Sie nun die Beine an, und heben Sie sie langsam zur Decke. Die Beine stehen jetzt senkrecht. Lassen Sie sich zehn Sekunden (OM) Zeit, um in die Stellung hineinzugehen. Atmen Sie so regelmäßig wie möglich. Halten Sie die Position anfangs ungefähr 20 Sekunden (OM) lang. Später verlängern Sie diesen Zeitraum, bis Sie die Stellung eine Minute oder 60 OM lang bequem halten können. Wenn Sie aus der Position herausgehen, winkeln Sie die Beine wieder an, und bringen Sie die Füße langsam auf den Boden. Schließlich legen Sie Ihre Beine ab und nehmen die Totenstellung ein.

Schulterstand (Abb. 5.3)

Der würdevolle und ausgeglichene Schulterstand wird auch Kerze genannt. Ihm wird eine Verbesserung des Stoffwechsels durch die Anregung der Schilddrüse nachgesagt. Obwohl es eine einfache Haltung ist, sollte man Schritt für Schritt hineingehen. Diese Übung wird aus vielen Gründen hoch geschätzt: Sie verändert die Anziehungskraft der Erde auf den Körper, Gesicht und Gehirn erhalten mehr Nahrung, sie hilft bei Krampfadern, entwickelt die Brust und stärkt die Schultern.

Wenn wir mit einer neuen Übung anfangen, wird zunächst der Sympathikus angeregt. Dann kann es passieren, daß Sie zu lange in der Stellung verweilen, was anstrengend wäre. Nach und nach können Sie die ursprünglichen 20 Sekunden (oder 20 OM) Ihrer Verweildauer im Schulterstand auf eine oder mehrere Minuten ausdehnen. Wenn wir das erste Mal ein bestimmtes Verhalten erlernen, wird das Gehirn aktiviert; später läßt das nach, und nur noch jener Teil des Gehirns wird aktiviert, der für diese Tätigkeit gebraucht wird.

Der Schulterstand ist eine vollkommene Haltung. Ähnlich dem Kopfstand birgt er verschiedene Vorzüge. Betrachten Sie zehn Sekunden (OM) lang die Abbildung, schließen Sie Ihre Augen, und visualisieren Sie die Übung zehn Sekunden (OM) lang.

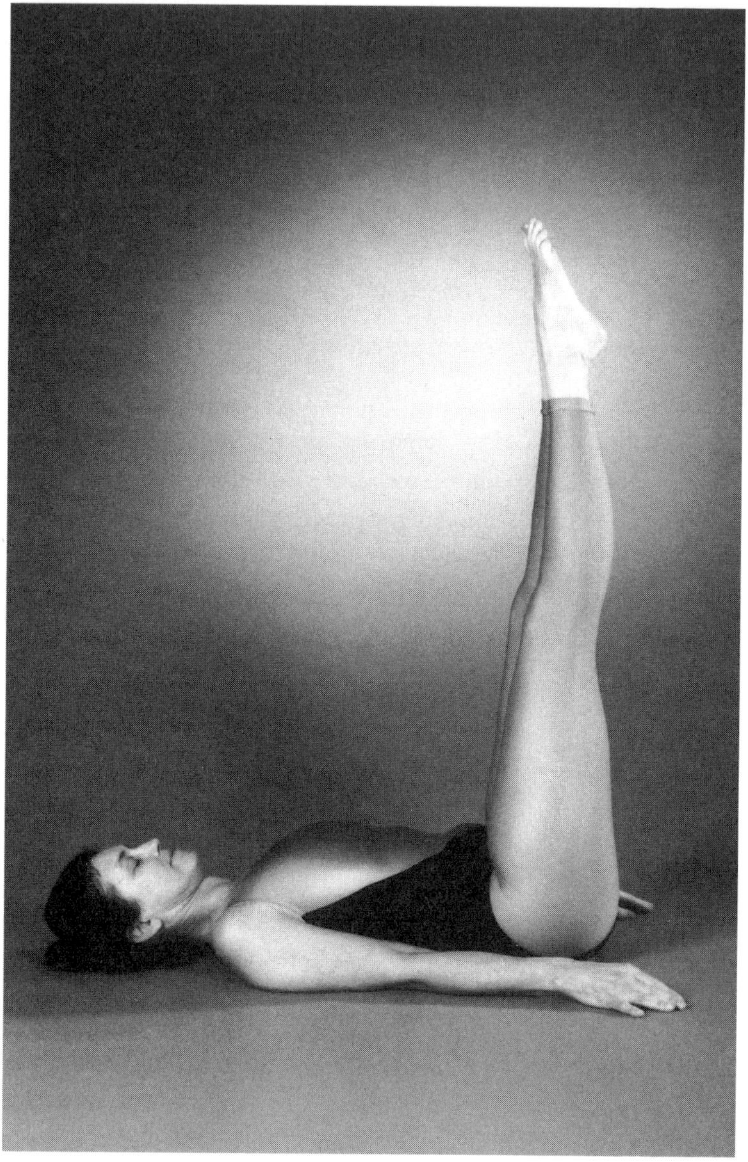

Abb. 5.2: Beinheben

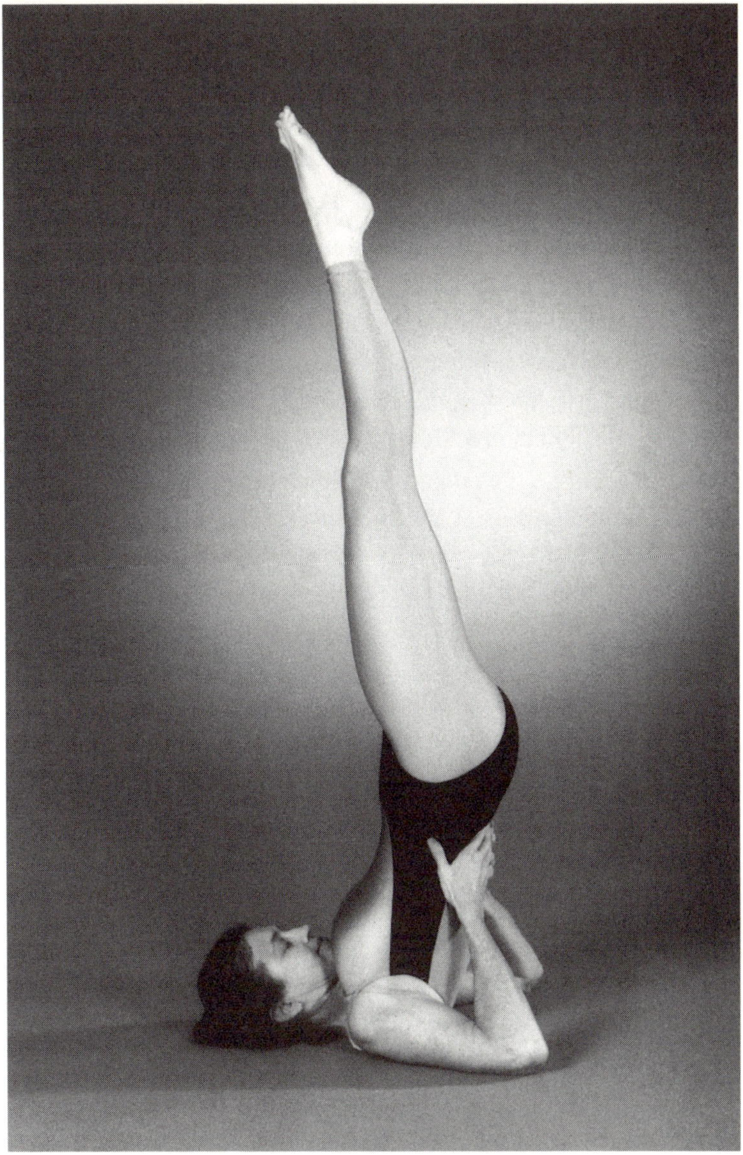

Abb. 5.3: Schulterstand

Legen Sie sich entspannt auf den Rücken, die Beine gestreckt, die Arme neben dem Körper, die Handflächen nach unten. Winkeln Sie die Knie an, und bringen Sie sie zur Brust. Heben Sie die Knie höher, runden Sie den Rücken, und heben Sie das Gesäß vom Boden. Strecken Sie die Beine langsam zur Decke. Winkeln Sie die Ellbogen an, und unterstützen Sie Ihren Rücken mit den Händen. Strecken Sie Ihren Rumpf so hoch es geht. Er sollte eine senkrechte Linie zum Boden bilden. Ihr Kinn ruht auf dem Brustbein. Lassen Sie die Augen offen. Konzentrieren Sie sich auf den Mittelpunkt Ihres Rumpfs. Atmen Sie so regelmäßig wie möglich. Bleiben Sie 20 Sekunden (OM) in der Stellung. Später können Sie pro Woche 30 Sekunden (OM) länger verweilen, bis Sie ungefähr drei Minuten bequem den Schulterstand halten können. Wenn Sie aus der Stellung herausgehen möchten, winkeln Sie die Knie an und runden Ihren Rücken. Sobald die Füße den Boden berühren, lassen Sie sie langsam auseinandergleiten bis Sie in der Totenstellung sind. Bleiben Sie so eine Minute oder 60 OM, atmen Sie tief, und spüren Sie der Übung nach.

Als Nachwirkungen des Schulterstands können auftreten: Prickeln, Temperaturveränderungen, das Gefühl, eine bestimmte Muskelgruppe gedehnt zu haben, größere Bewußtheit in den betroffenen Körperregionen.

Durch den Druck auf die Kehle beim Schulterstand wird die Schilddrüse angeregt. Ist die Schilddrüse voll funktionsfähig, wirkt sich das auch auf die Gesundheit des ganzen Körpers aus. Der Schulterstand soll außerdem das Sexualsystem beider Geschlechter positiv beeinflussen, was insbesondere für den Gebärmuttervorfall zutrifft. Der Schulterstand hilft auch bei Verdauungsbeschwerden und befreit von Verstopfung. Er verspricht Erleichterung bei Hernien [Eingeweidebruch] und Viszeroptose [Eingeweidesenkung]. Viele Menschen bekommen im Laufe der Jahre Haltungsschwierigkeiten, was dazu führt, daß die Eingeweide und inneren Organe nicht genügend Skelett- und Muskelstütze erhalten. Der Schulterstand hilft da zweifach: Er kräftigt die Bauchmuskeln und stärkt die Funktionen der inneren Organe.

Bei einer Abwandlung des Schulterstands für Fortgeschrittenere läßt man die Hände flach auf dem Boden. Wenn Sie dies ausprobieren, werden Sie erstaunt sein: Sie halten die Stellung nur mit Ihrem Gleichgewicht. Kopf und Schultern formen einen vollendeten Dreifuß.

Wie nach jeder Übung gehen Sie auch nach dem Schulterstand in die Totenstellung. Nehmen Sie Ihre körperlichen Empfindungen wahr, bleiben Sie entspannt und bewußt. Vertiefen Sie Ihren Atem mit dem Zählen der vier OM beim Einatmen und vier OM beim Ausatmen. Bleiben Sie darin ungefähr eine Minute oder 60 OM.

Halber Schulterstand (Abb. 5.4)

Der halbe Schulterstand – eine Variation des eben beschriebenen Schulterstands – ist für Anfänger meist etwas schwerer. Gesäß und Hände, Nacken und Kinn, Atem und Schauen erleichtern den Fluß der Reize zu den Gehirnregionen, in denen auch außersinnliche Erfahrungen wahrgenommen werden (so sagt man jedenfalls). Bei dieser Haltung werden Impulse vom Gleichgewichtssystem zum Kleinhirn und zum retikulären Aktivierungssystem geschickt. Auch Propriozeptoren melden die Position des Körpers im Raum.

Fisch (Abb. 5.5)

Es empfiehlt sich, nach dem Schulterstand in die Fisch-Position zu gehen. Beim Betachten der Abbildung können Sie feststellen, daß der Nacken beim Fisch im Vergleich zum Schulterstand in

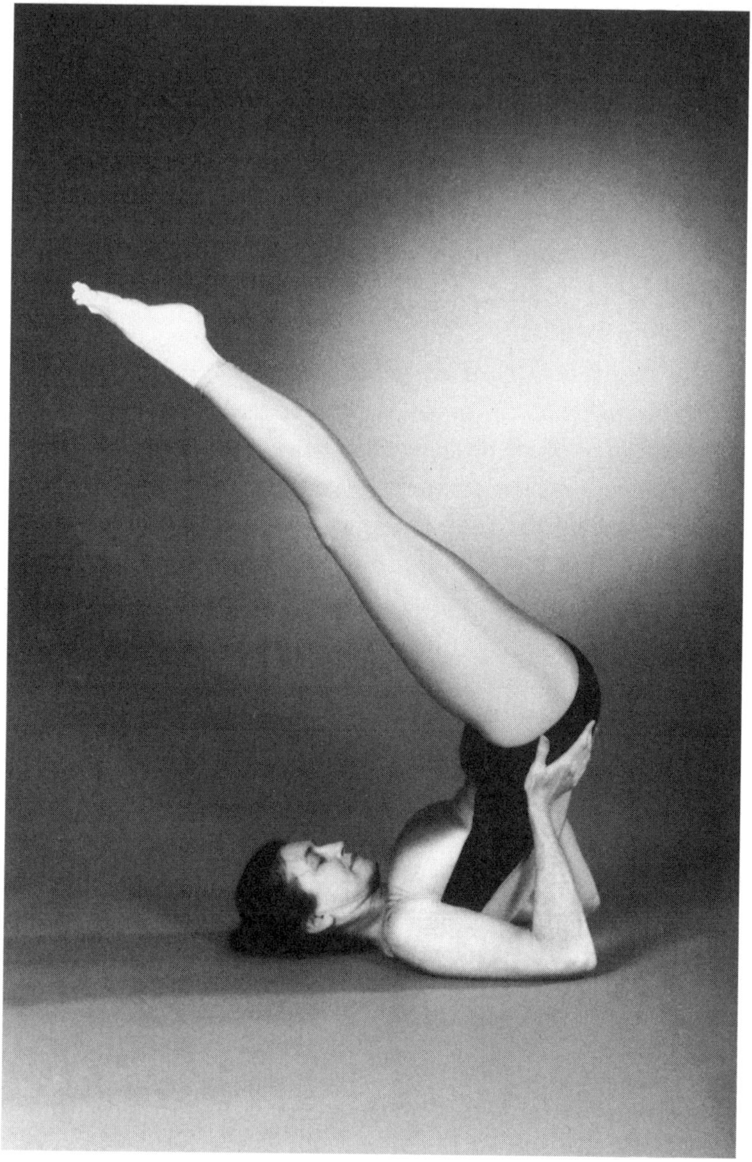

Abb. 5.4: Halber Schulterstand

die entgegengesetzte Richtung gebeugt wird. Wenn Sie den Schulterstand korrekt ausführen, dabei bewußt bleiben und der Erfahrung nachspüren, dann wird der Fisch Ihrem Nervensystem neue Impulse liefern. Das wird die Wirkungen der vorangegangenen Position vertiefen.

Um mit dem Fisch zu beginnen, strecken Sie die Beine weit von sich. Entspannt und aufmerksam führen Sie einen Ellbogen nach hinten. Lehnen Sie sich auf den anderen Ellbogen, und beugen Sie den Kopf nach hinten. Schauen Sie aus dieser Haltung langsam auf den Boden hinter sich. Entspannen Sie. Halten Sie die Stellung 20 OM lang. Bei jeder weiteren Übungsfolge fügen Sie ungefähr 30 OM hinzu – drei Minuten wird als die höchste Verweildauer im Fisch empfohlen. Sobald Sie die Stellung gemeistert haben, denken Sie daran, den ganzen Körper zu entspannen und regelmäßig zu atmen. Achten Sie auf die Empfindungen in dieser Haltung.

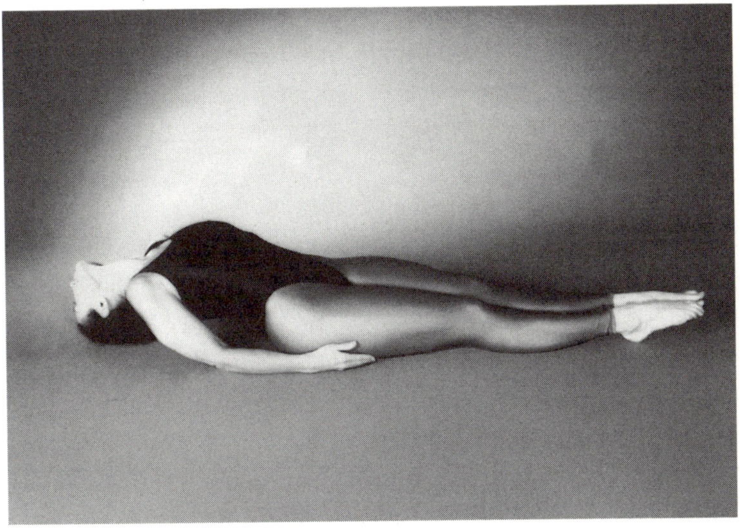

Abb. 5.5: Fisch

Als ich mit der Fisch-Stellung anfing, war sie meine ungeliebteste Übung. Sie hat mir nicht nur keine Freude gemacht, ich würdigte auch ihre Vorzüge nicht. Plötzlich, nach sechs Monaten, entdeckte ich ein entspanntes und schwebendes Gefühl. Köstlich.

Die fortgeschrittenere Variante des Fischs wird aus dem Lotussitz heraus gemacht. Das kann Ihnen zunächst geheimnisvoll erscheinen. Wenn Sie in die Stellung hineingehen, achten Sie darauf, sich mit einem Ellbogen zu stützen, damit der Rücken nicht durch einen ungestützten Bogen überanstrengt wird. Legen Sie den Kopf auf die gleiche Weise wie beim Anfänger-Fisch am Boden ab, Ihre Finger legen Sie an die großen Zehen.

Die Fisch-Position unterstützt Rücken, Brust und Nacken. Die Trapezmuskeln ziehen sich zusammen, während die Brustmuskeln entspannen. Das ist eine wertvolle Änderung der üblichen Haltung und entspannt wohltuend. Ebenso wird die Degeneration der Bauch- und Sexualorgane verlangsamt.

Angeblich soll man sich mit dem Fisch lange Zeit über Wasser halten können. Ich habe es ausprobiert; ich sinke. Ich schwimme zwar wie ein Fisch, aber sobald ich mich auf dem Wasser treiben lassen will, gehe ich unter. Ich zweifle nicht daran, daß es anderen glückte. Probieren Sie es aber zunächst in flachem Wasser aus.

Pflug (Abb. 5.6)

Die Pflug-Stellung beginnt man aus der Rückenlage. Beugen Sie langsam Ihre Knie, und ziehen Sie sie an die Brust. Die Arme bleiben stützend auf dem Boden und helfen, die Beine langsam über den Kopf zu bringen. (Man kann auch die Arme nach hinten, parallel zu den Beinen strecken.) Bewegen Sie sich langsam. Wenn es Ihre Beweglichkeit erlaubt, dann machen Sie die Übung sehr langsam und bewußt. Nehmen Sie Ihre Beine weit nach hinten, bis die Zehen den Boden berühren. Strecken Sie dann

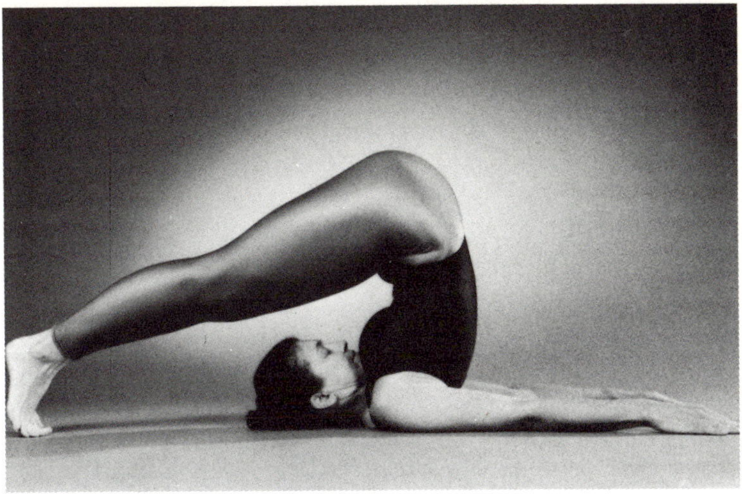

Abb. 5.6: Pflug

die Knie. Das Kinn ruht auf der Brust. Entspannen Sie allmählich in dieser Haltung. Die Augen bleiben offen. Wie lange sollte man verweilen? Am Anfang bleiben Sie vielleicht 20 OM in der Stellung. Später können Sie die Zeit allmählich auf vier Minuten ausdehnen, aber nur, wenn Sie es ohne Anstrengung schaffen.

Bei den ersten Pflug-Versuchen werden Sie sich vielleicht steifer als gewohnt empfinden. Erfolg scheint unmöglich. Wenn Sie den Boden mit den Füßen nicht erreichen, bringen Sie die Füße einfach so weit wie möglich in Richtung Boden, und bleiben Sie 20 OM lang in dieser Stellung. Später werden Sie immer geschmeidiger in die Übung hineingehen können. Seien Sie nachsichtig mit sich und zufrieden mit jedem einzelnen Entwicklungsschritt.

Atmen Sie sanft, so regelmäßig es geht. Durch die extreme Dehnung im Nacken wird das nicht einfach sein. Am Morgen wird der Pflug schwerer fallen als am Abend. Hier zeigen sich die Vorteile von Aufwärmübungen; danach wird Ihnen der Pflug leichter gelingen.

Der Pflug gilt als heilsam bei Gelenkerkrankungen. Der Druck auf arthritisch schmerzhafte Gelenke wird verringert. Diese Haltung stärkt auch die Bauch- und Brustmuskulatur und macht die Wirbelsäule geschmeidiger. Dank einer Verbesserung des Muskeltonus werden Menschen, die den Pflug üben, auch besser stehen können. Obendrein stimuliert der Pflug die Schilddrüse, was sich positiv auf die Gesundheit des ganzen Körpers auswirkt.

Kobra (Abb. 5.7)

Die Kobra-Stellung folgt wegen ihrer gegensätzlichen Wirbelsäulenbiegung auf den Pflug. Sie beginnen die Übung aus der Bauchlage, die Beine sind ausgestreckt, die Füße beieinander. Legen Sie die Hände mit den Handflächen nach unten neben Ihre Schultern. Atmen Sie ein, und heben Sie dabei langsam die Brust vom Boden. Spüren Sie, wie die Wirbelsäule Wirbel für Wirbel aufgerichtet wird. Lassen Sie sich von der Einatmung

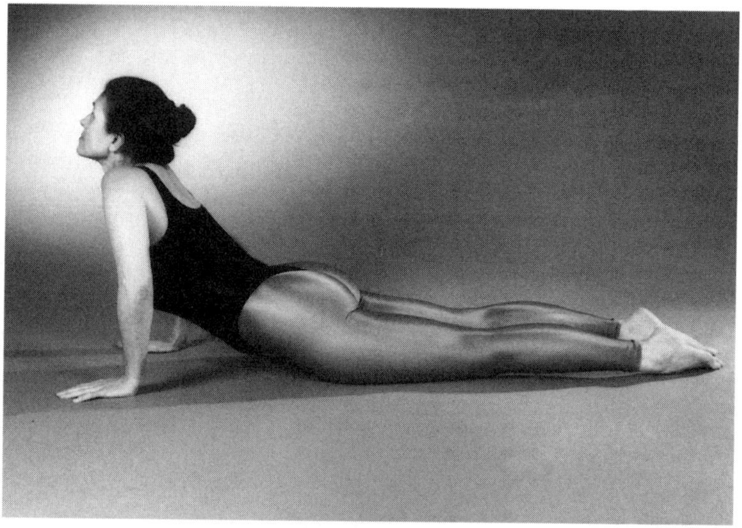

Abb. 5.7: Kobra

vom Boden wegheben. Mit offenen Augen blicken Sie zur Decke. Halten Sie in der Stellung den Atem ungefähr zehn OM lang an. Entspannen Sie. Atmen Sie aus, und kehren Sie dabei langsam zurück.

Wenn Sie wieder in die Position gehen, atmen Sie ein. Die Kobra hat einen äußerst dehnbaren Hals; sich dessen bewußt zu sein, wird Ihnen helfen. Lassen Sie sich zehn OM Zeit, um in die Stellung hineinzugehen, zehn OM, um sie zu halten, und wiederum zehn OM für das Herausgehen. Wiederholen Sie die Übung ungefähr dreimal.

Die Kobra-Stellung stärkt den Rücken, denn sie gibt den Muskeln die Möglichkeit, sich zusammenzuziehen. Das trifft besonders auf die Streckmuskeln im unteren Rücken zu. Gleichzeitig werden die Bauchmuskeln entspannt. Sie sollten nicht mit der Übung aufhören, ohne zuvor die Bauchmuskeln angespannt und die Rückenmuskeln entspannt zu haben. Ansonsten würde Ihr Rückgrat überstreckt und der untere Rücken nur noch steifer werden.

Unter bestimmten Umständen kann die Kobra Wirbel wieder an die richtige Stelle rücken, zudem werden Sympathikus und Parasympathikus angeregt (die Bahnen des Sympathikus verlaufen der Wirbelsäule entlang, die des Parasympathikus an der Halswirbelsäule und am Steißbein). Auch Verdauungsbeschwerden und Blähungen werden gelindert. Je stärker das parasympathische Nervensystem überwiegt, um so stärker wird die Verdauung unterstützt.

Halbe Heuschrecke (Abb. 5.8)

Die halbe Heuschrecke ist eine der Übungen, die man in der Bauchlage macht. Den Kopf stützen Sie auf das Kinn auf, die Arme liegen seitwärts, die Handflächen berühren den Boden. Strecken Sie ein Bein soweit wie möglich nach oben. Gehen Sie

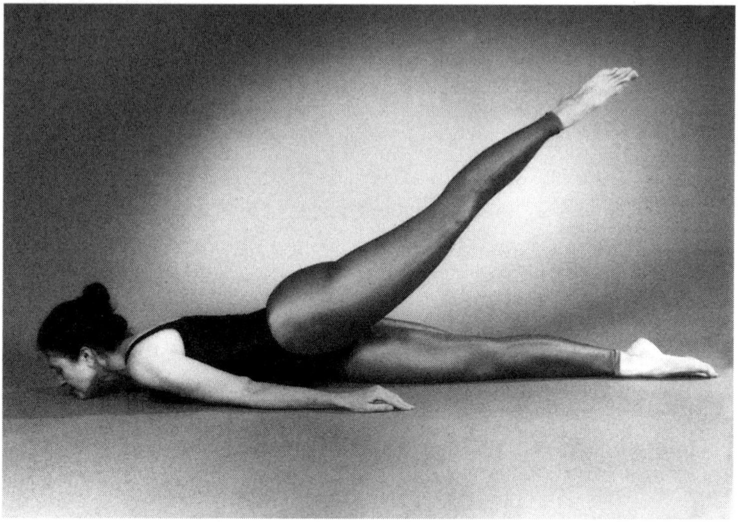

Abb. 5.8: Halbe Heuschrecke

einatmend in diese Haltung, und beim Ausatmen gehen Sie in die Ausgangsstellung. Halten Sie die Position ungefähr zehn OM lang. Strecken Sie abwechselnd jedes Bein drei- bis siebenmal nach oben.

Wenn Sie eine Stellung länger halten, werden sich neue Wirkungen zeigen. Entspannung, Ruhe, Leichtigkeit – das sind die Erfahrungen, die sich einstellen, wenn wir die Anfangsschwierigkeiten einer Übung überwunden haben.

Die Heuschrecke gilt als besonders wohltuend für die Beckenregion. Die Bauchmuskeln werden gekräftigt, die Blutzufuhr zu den Beinen verbessert sich.

Bogen (Abb. 5.9)

Auch der Bogen wird aus der Bauchlage heraus begonnen. Beugen Sie Ihre Knie, so daß sich die Unterschenkel im rechten Winkel zum Rumpf befinden. Mit einer Hand fassen Sie nach

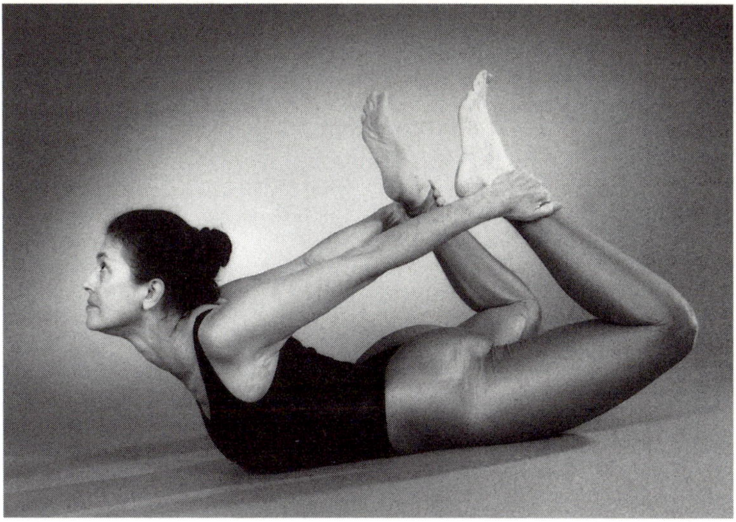

Abb. 5.9: Bogen

hinten zum Knöchel. Gehen Sie dann mit der anderen Hand nach hinten, um den anderen Knöchel zu umfassen. Nun sind Sie ein entspannter Bogen. Spannen Sie jetzt den Bogen – Ihren Körper –, indem Sie sich hochziehen. Atmen Sie aus, wenn Sie die Form vollenden. Halten Sie die Stellung, ohne Atmung, ungefähr zehn OM lang. Dabei schauen Sie zur Decke. Atmen Sie ein, wenn Sie in den entspannten Zustand zurückkehren. Beim Ausatmen spannen Sie den Bogen wieder an. Wiederholen Sie Spannung und Entspannung drei- bis siebenmal.

Im Bogen werden die Bauch- und Hüftmuskeln gestrafft. Die Biegsamkeit der Wirbelsäule wird verbessert, Blähungen lösen sich. Bauchspeck wird reduziert.

Drehsitz (Abb. 5.10)

Der Drehsitz ist eine der schwierigeren Haltungen. Diese statische Haltung birgt, wenn wir sie einmal beherrschen, wunderbare Vorzüge. Herrlich sieht sie aus, wenn die ganze Klasse sie ausführt. Und wie wird sie gemacht? Vom Drehsitz gibt es einige Varianten. Hier ist eine davon.

Setzen Sie sich auf den Boden, beide Füße vor sich, die Knie leicht gebeugt. Schieben Sie dann den rechten Fuß unter dem gebeugten Knie des linken Beins hindurch, und legen Sie ihn neben das Gesäß. Den linken Fuß stellen Sie vor das am Boden liegende Knie. Drehen Sie sich mit Ihrem ganzen Körper zur linken Seite, so daß der rechte Arm über das hochgestellte Knie geführt wird und die Hand das Fußgelenk erreicht. Den linken Arm legen Sie im Rücken um Ihre Taille, die Handfläche zeigt nach außen. Auch Kopf und Augen machen die Bewegung so weit es geht mit. Die Augen fixieren einen Punkt an der Wand. Versuchen Sie, regelmäßig zu atmen. Halten Sie anfangs die Position 20 OM lang; nach und nach können Sie auf 60 OM steigern. Kehren Sie dann langsam in die Ausgangshaltung zurück, und wiederholen Sie die Übung nach der anderen Seite.

Beim Drehsitz wird die Wirbelsäule in zwei Richtungen gedreht. Daraus ergeben sich wohltuende Wirkungen für das sympathische Nervensystem. Schultermuskeln wie auch Bauchmuskeln werden von innen massiert. Die Übung soll bei Verstopfung helfen und Verdauungsbeschwerden lindern. Leber, Milz und Nieren werden ebenso heilsam beeinflußt.

Yoga Mudra (Abb. 5.11)

Yoga Mudra läßt sich sowohl aus dem Schneidersitz als auch aus dem Lotussitz heraus gestalten. Im Lotus legen Sie den rechten Fuß über Ihren linken Oberschenkel, möglichst nah an

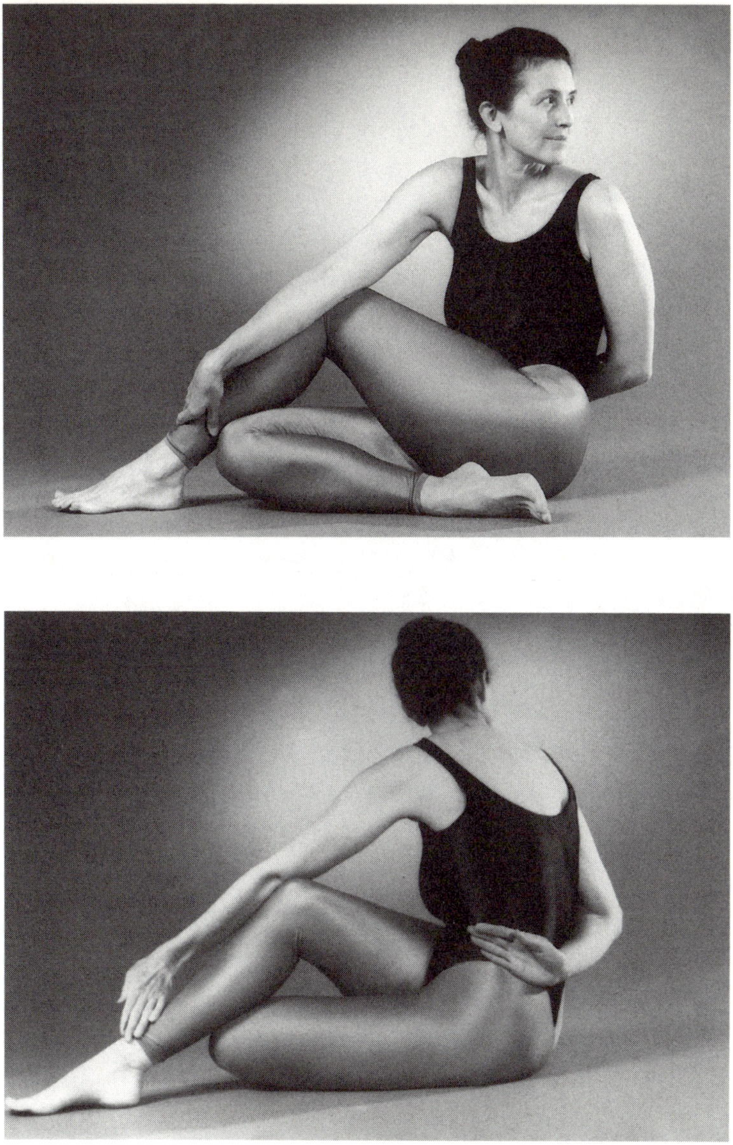

Abb. 5.10: Drehsitz

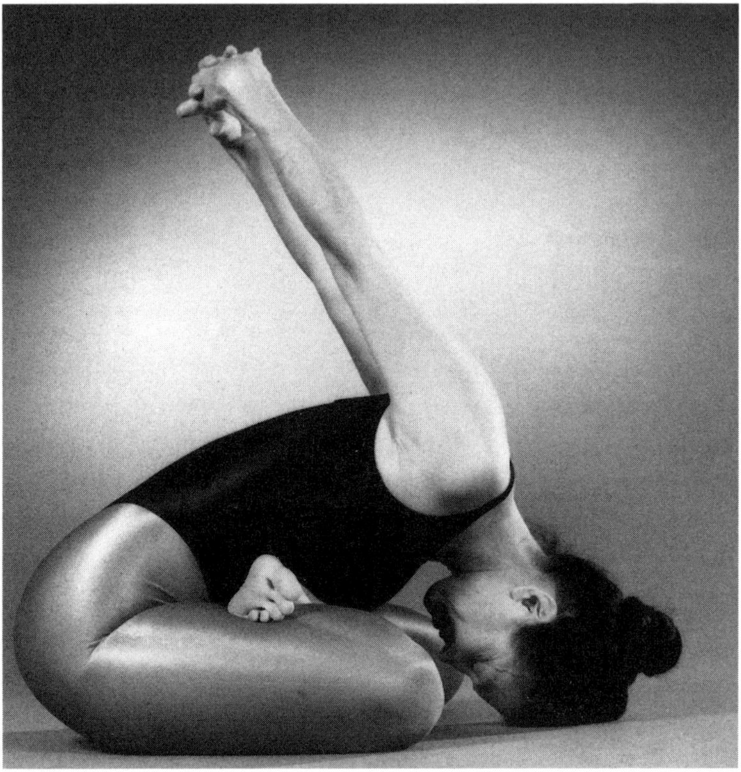

Abb. 5.11: Yoga Mudra

Ihren Rumpf. Dann legen Sie den linken Fuß über Ihr rechtes Knie und schieben ihn ebenso nah an den Körper. Der Lotus fällt manchen Leuten schwer, anderen leicht.

Im Lotus oder im Schneidersitz geben Sie dann Ihre Arme nach hinten und verschränken die Finger. Strecken Sie die Arme, und heben Sie sie so hoch wie möglich. Atmen Sie aus, wenn Sie sich nach vorn Richtung Boden beugen. Wenn Sie die für Sie weitmöglichste Dehnung erreicht haben (die Stirn berührt vielleicht den Boden), bleiben Sie 20 OM lang in der Stellung. Atmen Sie so regelmäßig, wie Sie können. Anschließend richten Sie sich langsam auf. Entspannen Sie sich tief atmend in der Totenstellung.

Kopf-Knie-Stellung (Abb. 5.12)

Ursprünglich galt die Kopf-Knie-Stellung als geheim. Sie sollte nie öffentlich gezeigt, nur privat dargestellt werden. Nicht nur ihrer rückenmarksstimulierenden Eigenschaften wegen wurde sie so gut gehütet, sondern auch, weil ihr besonders starke Wirkungen auf die Kundalini-Kraft nachgesagt werden. Der Weg der Kundalini – so heißt es – verläuft entlang der Wirbelsäule.

Die Kopf-Knie-Stellung kann man stehend oder sitzend ausführen. Im Sitzen strecken Sie die Beine weit nach vorn. Heben Sie anmutig die Arme nach oben über den Kopf. Ausatmend geben Sie sie langsam und achtsam nach unten. Versuchen Sie, mit beiden Händen Ihre großen Zehen zu fassen. Verzagen Sie nicht, wenn es nicht gleich klappt. Können Sie die Zehen oder die Innenseite der Füße nicht erreichen, fassen Sie die Knöchel oder die Waden. Langsam beugen Sie dann den Kopf in Richtung Knie. Die Augen bleiben offen. Atmen Sie in

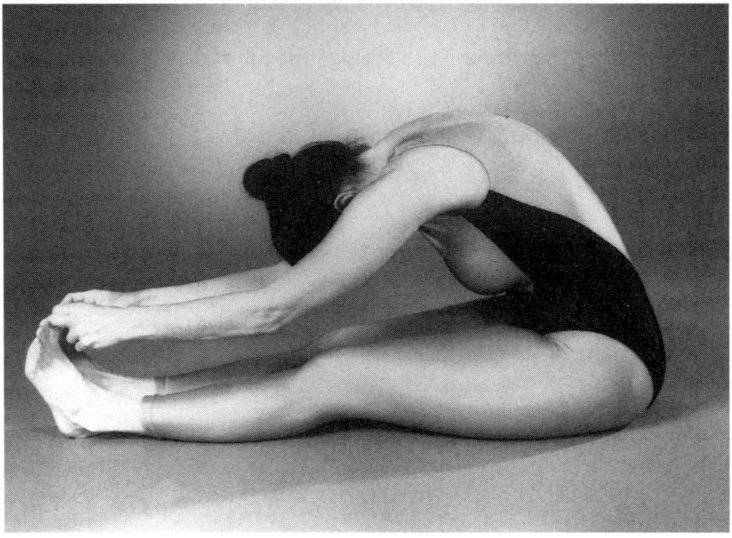

Abb. 5.12: Kopf-Knie-Stellung

dieser Stellung so regelmäßig wie möglich. Nehmen Sie wahr, ob Sie sich beim Hineingehen in die Übung irgendwo verspannt haben. Entspannen Sie. Gehen Sie so weit nach unten, wie es für Sie noch bequem ist, und bleiben Sie da. Ständiges Üben und Entspannen wird Sie mit der Zeit beweglicher machen. Halten Sie die Position zunächst 20 OM lang, und dehnen Sie diese Zeit nach und nach auf ungefähr drei Minuten aus. Entspannen Sie anschließend eine Minute lang tief atmend in der Totenstellung.

Die Kopf-Knie-Stellung im Stehen beginnt natürlich im Stand. Beim Ausatmen beugen Sie sich nach unten, um, je nach Beweglichkeit, die Knie oder Fußgelenke von hinten zu fassen; die Knie dürfen leicht gebeugt sein. Wegen der Änderung des Blutdrucks sollte die Übung nicht zu lang gehalten werden. Nach zehn bis höchstens 20 OM sollten Sie wieder in der Totenstellung eine Minute lang tief atmend entspannen und nachspüren.

Storch (Abb. 5.13)

Der Storch ist die einfachste Übung im Stehen. Sie heben einen Fuß, legen ihn an das andere Bein und halten dabei den Knöchel. Die Herausforderung besteht darin, das Gleichgewicht zu halten. Richten Sie Ihren Blick fest auf einen Punkt in einigem Abstand vor Ihnen auf dem Boden. Dies hilft, das Gleichgewicht zu stabilisieren; die Augen können wertvolle Informationen als Feedback für das Gleichgewichtssystem liefern. Nach 20 OM gehen Sie langsam aus der Haltung und stellen sich auf das andere Bein. Denken Sie bei allen zweiseitigen Übungen daran, die Seiten zu wechseln.

Die Übung fördert das Gleichgewichtssystem, das eng mit dem Gehirn verbunden ist. In dieser Haltung werden Sie zahlreiche Bewegungen in Ihrem Körper feststellen; sie unterstützen das Gleichgewicht. Je vertrauter Sie mit der Übung werden, um

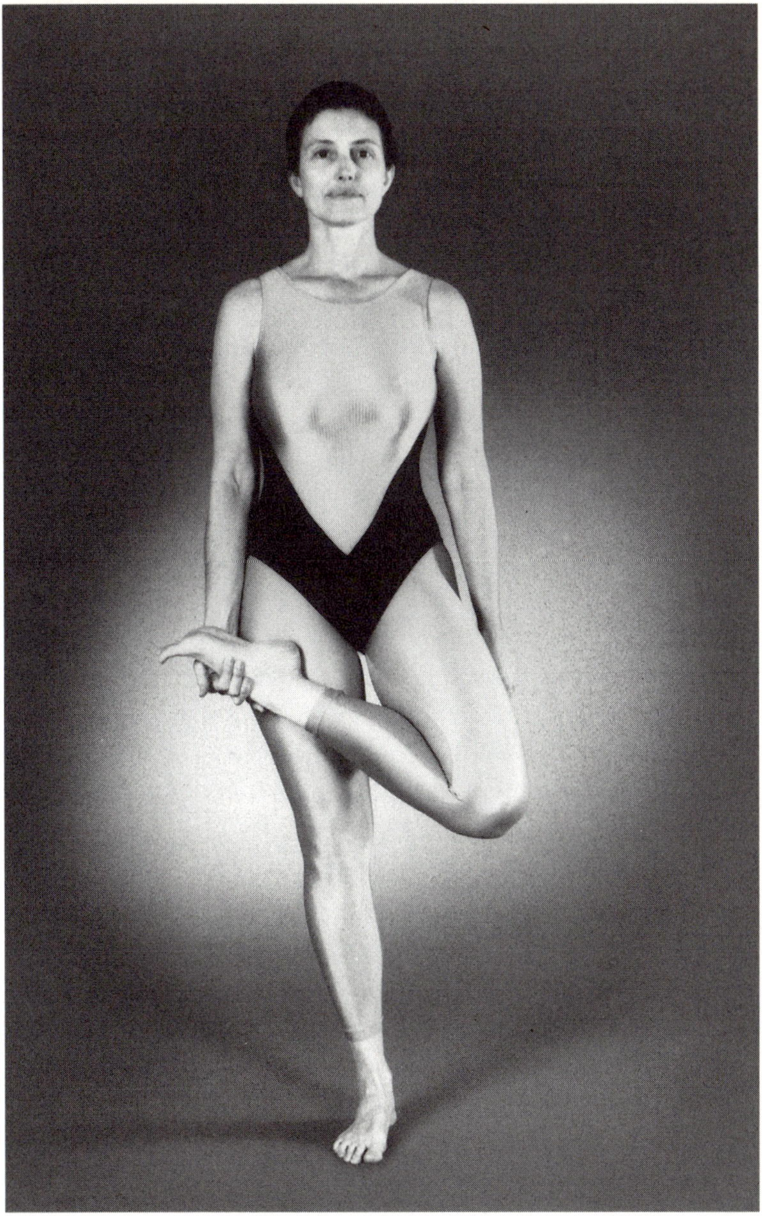

Abb. 5.13: Storch

so standfester werden Sie. Genießen Sie das anfängliche Wackeln. Die Übung eignet sich gut zum Aufwachen. Die Aktivierung des Nervensystems durch das Halten einer Balance ist sehr erfrischend und belebend.

Baum (Abb. 5.14)

Ich bin von der Baum-Haltung sehr angetan. Daß man sich mit ihr zentrieren und beruhigen kann, schätze ich dabei am meisten. Zunächst stehen Sie auf beiden Füßen. Dann führen Sie langsam einen Fuß mit Ihrer Hand zum Oberschenkel. Legen Sie nun beide Hände über Ihrem Kopf zusammen. Die Augen ruhig auf ein Ziel gerichtet, verharren Sie in dieser Stellung 20 OM. Anschließend geben Sie Fuß und Hände langsam nach unten. Wiederholen Sie die Übung mit der anderen Seite.

Kopfstand (Abb. 5.15)

Der Kopfstand ist der König der Yoga-Stellungen. Je nachdem wie man ihn ausführt, werden ihm von zahlreichen Yogis unterschiedliche Wirkungen nachgesagt: zunehmende Intelligenz, durch verbesserte Blutzufuhr zum Kopf Verhütung von Haarausfall und Ergrauen der Haare, Umkehrung der Schwerkraftverhältnisse im Körper. Die Meisterübung ist sehr anregend; das ganze System wird durch die Umkehrung der Schwerkrafteinflüsse belebt. Dem Bewußtsein dient der Kopfstand auf zweierlei Weise: Am Morgen wird er Sie munter machen, und am Abend wird er Ihnen den Schlaf erleichtern. Als junge Frau hatte ich große Schlafprobleme. Ich stand unter Spannung, da ich gerade meine Doktorarbeit beendete. Alle zwei Stunden wachte ich nachts auf, und es fiel mir schwer, wieder einzuschlafen. Nach jedem Aufwachen ging ich einige Sekunden lang in den Kopfstand, was mir die Nacht, und mit Sicherheit auch den folgenden Tag, rettete.

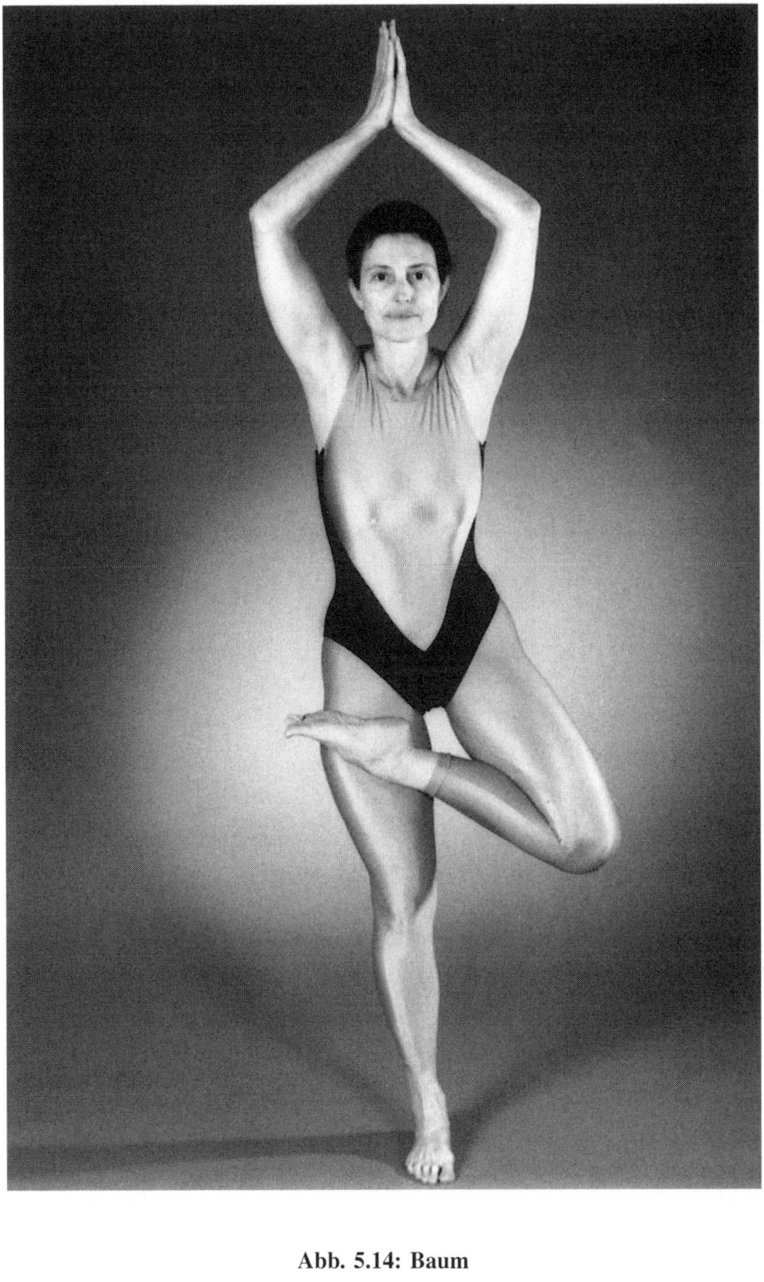

Abb. 5.14: Baum

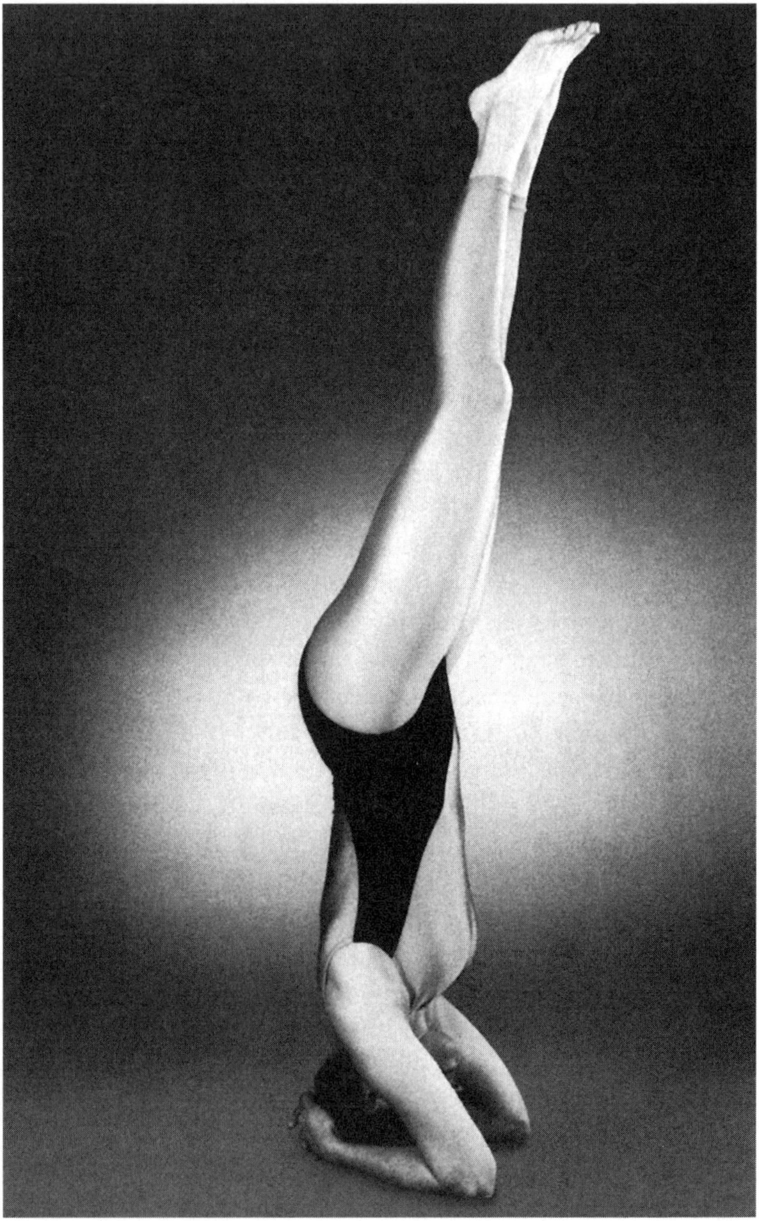

Abb. 5.15: Kopfstand

Bei gesundheitlichen Problemen sollten Sie auf alle Fälle Ihren Arzt befragen, bevor Sie den Kopfstand üben.

Wenn Sie den Kopfstand erlernen wollen, dann machen Sie es nicht so wie viele andere, die an einer Wand üben – das hindert Sie nur daran, Ihre Balance zu finden.

Ich erinnere mich noch daran, wie es mir erging, als ich den Kopfstand das erste Mal ausprobierte: Ich war voller Angst. Der Kopfstand soll Selbstvertrauen und Mut stärken. Wenn Sie die Übung einmal gemeistert haben, werden Sie dieses neue Gefühl entdecken.

Für den Kopfstand wählen Sie einen Ort, wo Sie ausreichend Platz zur Verfügung haben. (Das gilt übrigens für alle Yoga-Übungen.) Als Unterlage falten Sie eine Decke viermal und knien sich davor. Verschränken Sie die Finger so ineinander, daß Ihre Handflächen ein Gefäß bilden, und legen Sie die Hände, die Handflächen zeigen zu Ihnen, auf die Unterlage. Die Beine sind gebeugt. Die aufgestützten Ellbogen sollten nicht weiter auseinander sein als Ihr Kopf breit ist. Zu weit auseinanderliegende Ellbogen sind ein häufig vorkommender Fehler. Mit Armen und Kopf sollte ein stabiler Dreifuß gebildet werden. Ist der Winkel zu weit, wird Ihr Körper nicht genügend unterstützt. (Um das zu spüren, stellen Sie sich einmal mit weit gespreizten Beinen hin, die Füße stehen in einem Winkel von ungefähr 180 Grad). Manche Menschen können den Kopfstand mit weit auseinanderstehenden Ellbogen halten, allerdings mit sehr viel Muskelkraft. Besser ist es jedoch, die Stellung mit dem Gleichgewicht zu halten, so daß weniger Spannung entsteht.

Legen Sie den Kopf vor Ihre Hände, das Schädeldach sollte guten Kontakt zum Boden haben. Machen Sie sich klar, daß Sie genauso aus der Übung herausgehen können, wie Sie hineingingen. Vertreiben Sie aus Ihrem Denken die Idee, daß Sie nach hinten überschlagen könnten. Das kann nicht nur zu Verletzungen führen, sondern auch zu Panik. Halten Sie einfach

Ihr Gleichgewicht, und kehren Sie zurück, wenn es für Sie soweit ist.

Gehen Sie jetzt langsam mit angewinkelten Beinen Richtung Kopf. Sobald der Rumpf senkrecht zum Boden steht, kippen Sie Ihr Becken ein wenig mehr. Finden Sie Ihr Gleichgewicht mit den Beinen. (Vielleicht bleiben Sie einige Übungen lang bei dieser Haltung, bis Ihre Arme stark genug sind. Gut ist es auch, jemanden dabei zu haben, der aufpaßt, wie Sie in die Position hinein- und wieder herausgehen.) Die Beine heben Sie nacheinander vom Boden ab und strecken sie langsam nach oben; stellen Sie sich vor, wie sie hinaufgezogen werden. Spüren Sie den Sog der Schwerkraft. Mit geöffneten Augen richten Sie Ihren Blick auf einen bestimmten Punkt. Denken Sie daran, in der Haltung zu entspannen. Atmen Sie leicht. Am Anfang bleiben Sie 20 OM lang im Kopfstand, später können Sie länger verweilen.

Wenn Sie aus der Stellung herauskommen wollen, gehen Sie einfach mit einem Bein zurück zum Boden. Das andere Bein folgt langsam nach. Bleiben Sie noch einige Sekunden oder Minuten sitzen, bis die Blutzirkulation sich wieder normalisiert hat. Vielleicht haben Sie das Bedürfnis, Ihr Gesicht zu massieren, um die Zirkulation dort zu verstärken.

Der Kopfstand soll die Blutzufuhr zum Gehirn verbessern. Allerdings ist die Wirkung nicht so groß, wie man meint. Die Blutversorgung des Gehirns ist nämlich gegen plötzliche Veränderungen sehr gut gewappnet. Die Übung soll auch die Zirbeldrüse anregen, die sich direkt über dem Mittelhirn befindet, ebenso die Hirnanhangdrüse, die unter dem Hypothalamus liegt. Durch die Umkehrung der Schwerkrafteinflüsse wird zudem das Herz-Kreislauf-System angeregt. Verdauung und Nervensystem profitieren gleichfalls. Das liegt hauptsächlich daran, daß der Körper verschiedene Anstrengungen unternehmen muß, um die Haltung zu ermöglichen. Manche Arten von Kopfschmerz werden durch diese Stellung vertrieben, und manchmal verschwindet auch

Schwindelgefühl. Der Arteriosklerose wird vorgebeugt. Das Gedächtnis wird verbessert. Möglicherweise liegt dies an der größeren Wachheit. Denn eine bestimmte Aufmerksamkeit ist notwendig, um Informationen im Gedächtnis bewahren und wieder hervorholen zu können. Intelligenz – eine schwer faßbare Fähigkeit – scheint sich ebenso zu verbessern. Das könnte an der vermehrten Zufuhr von Nährstoffen und Sauerstoff zum Gehirn liegen. Vielleicht hat es aber auch mit der Stimulation der Gehirnfunktion zu tun, so daß mit ursprünglich vorhandenen Erfahrungen effizienter umgegangen werden kann. Außerdem sollen durch den Kopfstand die Funktionen von Leber, Milz und Sexualorganen unterstützt werden. Hernien wird vorgebeugt. Auch bei Asthma soll sich der Kopfstand als hilfreich erwiesen haben.

Zusammenfassend läßt sich sagen, daß Asanas eine Reihe von Übungen darstellen, die längere Zeit gehalten werden sollen, um den größtmöglichen Nutzen daraus ziehen zu können. Raja Yoga nutzt die Haltungen zur Meditation. Hier haben wir ein Basisprogramm vorgestellt, und zwar mit folgenden Übungen: Totenstellung, Beinheben, Schulterstand, halber Schulterstand, Fisch, Pflug, Kobra, halbe Heuschrecke, Bogen, Drehsitz, Yoga Mudra, Kopf-Knie-Stellung, Storch, Baum und Kopfstand.

Mit der OM-Zählweise läßt sich am besten die Zeit messen, die man in der jeweiligen Haltung verbringt. Da Zählen auch zentriert, stellen sich obendrein meditative Erfahrungen ein. Asanas bereiten auf die Meditation wie auf den Alltag vor.

Nachdem wir nun ein Grundprogramm aufgestellt haben, können wir zur Organisation Ihrer Yoga-Praxis übergehen. Mein Vorschlag wäre, daß Sie die ersten drei Asanas je 20 OM lang üben. Jede Woche fügen Sie dann eine neue Position hinzu, die Sie ebenfalls 20 OM (Kobra 10 OM) lang halten. Bei den Stellungen, die länger gehalten werden können, fügen Sie ungefähr 30 OM pro Woche hinzu, bis Sie auf das vorgegebene

Zeitmaß kommen oder die Ihnen gemäße Zeitspanne gefunden haben. Das kann auch von der Ihnen für das Üben zur Verfügung stehenden Zeit abhängen. Zuletzt 30 OM pro Stellung wären jedoch das Minimum. Je länger Sie die Übungen halten können, um so größer sind die Wirkungen. Die vorgegebenen maximalen Zeitspannen sollten Sie jedoch beachten.

Nachdem Sie allmählich neue Übungen hinzugefügt haben, könnte die Struktur Ihres Yoga-Programms ungefähr so aussehen:

Aufwärmübungen (3 Minuten)

Asanas

- Beinheben (1 Minute)
- Halber Schulterstand (40 Sekunden)
- Schulterstand (3 Minuten)
- Fisch (3 Minuten)
- Pflug (3 Minuten)
- Kobra (3 Wiederholungen)
- Halbe Heuschrecke (3 Wiederholungen)
- Bogen (3 Wiederholungen)
- Drehsitz (1 Minute je Seite)
- Yoga Mudra (20 Sekunden)
- Kopf-Knie-Stellung (1 Minute)
- Baum (20 Sekunden je Seite)

Pranayama (s. Kapitel 6)

Dreimal 15 Wiederholungen des schnellen Atems; Atemanhalten; vier Wiederholungen der Wechselatmung

Pratyahara (s. Kapitel 7)

Verweilen Sie eine Minute in der geführten Entspannungsübung. (Wählen Sie ein passendes Objekt.)

Meditation (15 bis 20 Minuten)

Vereinigung

Das komplette Programm dauert weniger als eine Stunde. Rechnen Sie noch zusätzlich 15 Minuten Meditation am Morgen oder Abend hinzu. Sie können sich die Übungen entsprechend Ihrem Zeitplan auch anders einteilen. Jede Übung hat ihre eigenen Wirkungen, die wiederum aufeinander aufbauen. Manche fangen erst mit den Übungen an, meditieren danach. Andere meditieren vor den Übungen. Wie Sie es auch halten, das eine wird vom anderen profitieren. Ich ziehe es meistens vor, die Übungen vor der Meditation zu machen. Manchmal fange ich mit einer kleinen Pratyahara-Entspannung an und meditiere anschließend (s. Anhang, Vorschlag für ein 15-Wochen-Programm).

6
Pranayama: Atemübungen

Der Geist kann auch durch Ausstoßen und Anhalten
des Atems beruhigt werden.

Patanjali

Ich habe das Yoga sehr genossen und bin froh,
daß ich es in diesem Seminar gelernt habe.
In Streßsituationen konnte ich mich daran erinnern
(und besonders meinen Atem entspannen),
wenn ich eine Erholungspause brauchte
(während anstrengender Studienperioden zum Beispiel).
Wenn ich nicht übe, fällt mir Konzentration schwerer,
und ich weiß dann, daß ich mir eigentlich Zeit
zum Sammeln nehmen müßte.
Als ich Yoga noch nicht kannte, wußte ich mir da nicht zu helfen,
doch nun habe ich mit dem Yoga ein wunderbares Mittel gefunden.
Ich habe mich besonders mit der progressiven Entspannung befaßt,
die mir außerordentlich gut hilft, wenn ich sehr aufgedreht bin.
Habe ich Yoga längere Zeit nicht geübt und fange dann wieder an,
ist es jedesmal wie ein Heimkommen.
Ich kehre zu mir selbst zurück, und es ist gut,
wieder daheim zu sein.

Aus dem Yoga-Seminar

Ein und aus, der Austausch von Sauerstoff und Kohlendioxyd, rhythmische und arhythmische Atemmuster sind Mittel der Yoga-Praxis, um den inneren Kern zu kontrollieren. Wie das geschieht, hat mit der Stimulation der Medulla (verlängertes Mark) im Hirnstamm zu tun. Bewußt den Atemrhythmus ändern, ist ein bißchen wie die Atmung in die eigenen Hände nehmen. Die Medulla, die automatisch Rhythmen vorgibt, wird durch einen neuen Rhythmus quasi übergangen. Indem Sie willentlich und achtsam atmen, rufen Sie selbst die Impulse hervor, die sonst auf internen Rhythmen und äußeren Ereignissen basieren. Dieser ungewöhnliche Prozeß ermöglicht es, die Aufnahme der eingeatmeten Gase zu verändern und damit auch die Gasanteile im Blut anders zusammenzusetzen. Dadurch verunsichert, schickt die Medulla Botschaften durch das retikuläre Aktivierungssystem, um dem Gehirn zu melden, daß etwas geändert wurde. Das ungewöhnliche Atemmuster wird aber nur kurz beibehalten. Damit erreichen Sie zweierlei: das Verändern des Sauerstoff-Kohlendioxyd-Verhältnisses und die Erfrischung des gesamten Organismus.

Prana, von den Yogis als Lebenskraft gesehen, ist die Urenergie, aus der sich alle Materie entwickelt und zu der alles zurückkehrt. Im Körper befindet sich diese Lebensenergie im Sonnengeflecht (Solarplexus); man nimmt an, daß dort Prana bewahrt wird. Jegliche Energie kommt von Prana. Am Ende des Zyklus kehrt alles zu Prana zurück. Kehren alle Kräfte im Universum – geistige wie körperliche – zu ihrem ursprünglichen Zustand zurück, so ist das Prana.

Pranayama heißt Atemkontrolle üben, das universelle Prana kontrollieren. Ziel der Atemübungen ist psychophysische Entspannung, Verjüngung, das Wecken schlafender Energien und das Schaffen einer geistigen Gelöstheit. Psychophysische Entspannung bedeutet, einen Zustand der Entspannung durch Änderung des körperlichen Zustands herbeiführen. Atemübungen fördern dies, indem der Sauerstoffgehalt des Blutes erhöht wird und Milchsäure aus den Muskeln durch Oxidation mit Sauerstoff entfernt wird. Die Verjüngung betrifft die Rückkehr zu einem umfangreicheren Atemmuster. Beim Älterwerden neigen wir dazu, eingeenger zu atmen. Wenn wir willentlich das Atemvolumen erweitern, spüren wir zugleich eine Rückkehr zu jugendlicher Vitalität. Und was die schlafenden Energien betrifft – sicher kennen Sie Geschichten, wo ein Mensch im Moment der Gefahr übernatürliche Kräfte entwickelt. Vielleicht haben Sie selbst schon einmal einen solchen Energieschub in Ihrem eigenen Leben erfahren, der weit über das Ihnen vertraute und gewohnte Maß hinausreichte? Heitere Gemütsruhe erreicht man durch Ausgleichen der beiden Atemströme. Das linke Nasenloch (*ida*) wird als weiblich und das rechte (*pingala*) als männlich betrachtet. Die weiblichen und männlichen Ströme – Mond und Sonne, Wasser und Feuer – werden dem beruhigenden Wasser (Mond) oder dem anregenden Feuer (Sonne) zugeordnet. Die Verbindung der negativen und positiven Lebenskräfte gebiert eine neue Energie – subtil und feinstofflich –, die zum Sitz des Bewußtseins im Gehirn nach oben strebt.

In seinem Buch *Vollendung durch Yoga* beschreibt Mishra, wie die Physiologie des Atemprozesses mit der nervalen Kontrolle des Atems zusammenhängt. Er beschreibt die Herrschaft des Kortex über die Medulla, die Sitz solch lebenswichtiger Funktionen wie Atmung, Herzschlag und Blutdruck ist. Normalerweise ist das Atemzentrum nicht unserer bewußten Kontrolle unterworfen. Der Rhythmus des Atems hängt mit dem Gefühlshaushalt zusammen und wird auch durch die hemmende Regulierungsfunktion der Gehirnrinde bestimmt. Grundsätzlich wird der Atem durch das Atmungszentrum in der Medulla gesteuert.

Auch die Hirnnerven sind, wie Mishra schreibt, am Atemprozeß beteiligt. Die zwölf Hirnnerven sind periphere Verzweigungen des Zentralnervensystems. Die an der Atmung beteiligten sind: Trigeminus (V), Abducens (VI), Facialis (VII), Vestibulocochlearis (VIII), Glossopharyngeus (IX), Vagus (X), Accessorius (XI) und Hypoglossus (XII).

Raja Yoga legt wenig Wert auf von außen auferlegte Atemtechniken. Sobald man einen bestimmten Zustand in der Meditation erreicht, wird sich automatisch ein entsprechendes inneres Atemmuster einstellen. An einem bestimmten Punkt beginnt dann die Identifizierung mit dem höchsten Bewußtsein. Das ist vollkommenes Pranayama. Vergessen Sie während des Ein- und Ausatmens die Brustbewegungen und identifizieren sich mit dem höchsten Bewußtsein, erreichen Sie fortgeschrittenes Pranayama.

Raja-Yoga-Atemtechniken werden allein vom Willen gesteuert, ohne daß die Hände zu Hilfe genommen werden. Im Hatha Yoga benutzt man die Finger für die Wechselatmung. Die Atmung kann willentlich oder unwillentlich geschehen. Durch die selbstregulierende Kontrolle der Hirnrinde kann das Atemmuster geändert werden. Meistens funktioniert es jedoch reflexgesteuert. Zur Atmung bedarf es einer Integration neuromuskulärer Aktivitäten, zugleich findet ein Austausch von Gasen und chemischen Stoffen statt. Der Kohlendioxydgehalt des Blutes gibt dabei die Information für die Atemfrequenz.

Zwei Yoga-Atemmuster wollen wir genauer untersuchen. Zum einen den schnellen Atem, Kapalabhati, und zum anderen die Wechselatmung. Die Yogis empfehlen die unterschiedlichsten Atemmuster. Diese beiden sind besonders wertvoll für Sie. Im schnellen Kapalabhati-Atem wird mit dem Zwerchfell, dem Bauch, geatmet. Das reinigt Atemsystem und Nasenwege, jede Zelle des Körpers wird belebt. Setzen Sie sich bequem in den Schneidersitz, die Hände umfassen leicht die Knie. Den Bauch nutzen Sie als Atemwerkzeug und ziehen ihn beim Ausatmen kräftig nach innen, und beim Einatmen lassen Sie ihn los. Atmen Sie durch die Nase, die Augen bleiben die ganze Zeit geöffnet. Atmen Sie so schnell ein und aus, wie Sie können, jedoch nicht zu heftig. Atmen Sie ungefähr 15 Mal schnell ein und aus, dann einmal normal, und dann wieder 15 Mal schnell ein und aus. Nochmals normal atmen, und zum Abschluß weitere 15 Mal schnelles Ein- und Ausatmen. Sie vollenden den Zyklus, indem

Sie einatmen und den Atem anhalten. Halten Sie den Atem so lange, wie es Ihnen bequem möglich ist. Dann atmen Sie aus. Atmen Sie einige Sekunden lang normal, und beobachten Sie die Wirkungen dieser Atemtechnik.

Die Wechselatmung ist eine Übung in Achtsamkeit. Jeder Aspekt bedarf Ihrer Aufmerksamkeit, läßt diese nach, werden Sie feststellen, daß Sie etwas vergessen haben. Ihre Wachsamkeit muß also wiederhergestellt werden. Während man im klassischen Raja Yoga Pranayama ohne Zuhilfenahme der Hände ausführt, werden im modernen Raja Yoga oder im somatischen Yoga die Hände für die Wechselatmung benutzt. Legen Sie den Daumen der rechten Hand auf Ihr rechtes Nasenloch, Zeige- und Mittelfinger legen Sie an die Handfläche. Zu Beginn können Sie diese beiden Finger aber auf das dritte Auge auf der Stirn legen, als Angelpunkt sozusagen. Ringfinger und kleiner Finger schließen das linke Nasenloch.

Atmen Sie ein OM lang durch das rechte Nasenloch ein, während das linke mit den Fingern geschlossen wird. Schließen Sie dann das rechte Nasenloch (beide Nasenlöcher sind nun geschlossen), zählen Sie vier OM, und öffnen Sie anschließend das linke Nasenloch, um zwei OM lang auszuatmen. Das ist ein Zyklus. Wiederholen Sie diesen Prozeß, indem Sie nun auf der linken Seite anfangen. Atmen Sie auf eins links ein, halten Sie den Atem auf vier, und atmen Sie dann durch das rechte Nasenloch auf zwei aus. Achten Sie darauf, die Augen geöffnet zu lassen. Atmen Sie mit dem Bauch. Atmen Sie sanft – eine Feder vor Ihrer Nase sollte nicht weggeweht werden.

Üben Sie einen Zyklus am Anfang nur einmal. Später können Sie bis zu 150 Mal wiederholen, Sie können dann auch die Zeitspannen für die einzelnen Atemschritte verlängern. Das Verhältnis ist zu Beginn 1:4:2. Sobald Sie können, wechseln Sie auf 2:8:4; atmen Sie auf zwei ein, halten Sie den Atem auf acht und atmen Sie auf vier aus. Die obere Grenze liegt bei 8:32:16.

Zwingen Sie sich nicht. Verlängern Sie die Zeitdauer, wenn Sie soweit sind. Das finden Sie zum Beispiel heraus, wenn Sie feststellen, daß Sie zu zählen vergessen und dabei längst Ihre Grenze überschritten haben. Fühlen Sie sich wohl, können Sie zur nächsten Stufe übergehen. Sie sollten jedoch nicht außer Atem geraten, das würde den Sympathikus aktivieren.

Sie werden feststellen, daß eine Pranayama-Praxis wie oben beschrieben Ihre Meditation beflügeln wird.

7
Pratyahara: Progressive Entspannung

In diesem Semester brachte mich Yoga mit meinem ganzen Körper,
dem Geist und der Seele in Kontakt. Seit dem Ende der Highschool
hatte ich meinen Körper kaum noch beansprucht.
Ich hatte an Form verloren und wenig Kontakt mit meinem Körper.
In diesem Semester aber fühlte ich durch Yoga
die Verbindung zu meinem Körper. Da habe ich etwas erreicht –
täglich fühle ich mich mit mir verbunden.
Das war ein sehr schönes Erlebnis. Die Verbindung zum Körper
brachte auch eine Verbindung zum Geist. Ich fühle mich zentriert,
lebendig und vollkommen wohl. Das gibt mir die Kraft,
mein Yoga diesen Sommer weiterzuführen
und hoffentlich dran zu bleiben.
Dieses Seminar hat mich inspiriert und erfüllt.
Mein Körper ist reiner, stärker, ausgewogener und lebendiger.
Dasselbe gilt für meinen Geist und meine Seele.
Dies war wirklich eine positive Erfahrung für meine Ganzheit.

Aus dem Yoga-Seminar

Pratyahara bedeutet progressive Körperentspannung und Abschalten der Sinne. Durch diesen Prozeß wächst die Fähigkeit, die Aufmerksamkeit von der Peripherie des Körpers wegzulenken, das heißt, sie wird den Extremitäten entzogen und im Körper nach oben gebracht. Gerichtet, konzentriert und gelöst kann sie nun im dritten Auge auf der Stirn gesammelt werden. Das erlaubt uns, größtmögliche Aufmerksamkeit, Energie und Bewußtheit in allem, was wir tun, zu erlangen. Größere Achtsamkeit – nicht Unachtsamkeit – ist das Ziel dieser Übung des Rückzugs der Sinne.

Viele Sinnesreize führen dazu, daß die Aufmerksamkeit zwischen den verschiedenen Systemen hin und her schwankt, und entsprechend fallen auch die Reaktionen schwächer aus. Richtet man nun die Aufmerksamkeit auf einen einzigen Sinneseindruck und schaltet konkurrierende Reize aus, wird die Information auf diesem einen Gebiet verstärkt, und man erzielt größtmögliche Resultate – die ungeteilte Reaktion ist stärker. Dies ergaben Untersuchungen in bezug auf unser Potential.

Pranayama ist aktiv, während Pratyahara passiv ist. Pratyahara, regelmäßig geübt, hat einen kumulierenden Effekt: Sie werden besser entspannen können, und Körperverspannungen werden leichter abgebaut. Edmund Jacobsons (1993) progressive Entspannungsmethode oder die von Swami Satchidananda (1970), bei der vor dem Entspannen die Muskeln erst einmal angespannt werden sollen, benutze ich nicht. Elektromyographische Studien zeigten nämlich, daß es eine ganze Weile dauert, bis ein einmal angespannter Muskel wieder entspannt. Und je mehr man einen Muskel anspannt, um so länger hält er die Spannung.

Was wäre die Alternative? Man richtet die Aufmerksamkeit auf ein bestimmtes Körperteil, und dann stellt man sich vor, wie man dort entspannt. Anschließend spürt man der Suggestion nach, nimmt also die Entspannung wahr. Meist arbeite ich mit größeren Körperregionen. (Unser Geist ist fähig, die Entspannung der einzelnen Bereiche sehr gut zu koordinieren.) Wiederholen Sie – langsam – die Suggestion dreimal. Entspannungsanweisungen sind im allgemeinen sehr hilfreich.

Hier sind die Anweisungen, die ich meist gebe – eine Möglichkeit, Pratyahara zu erkunden. Zunächst müssen Sie sich selbst die Erlaubnis zur Entspannung geben. Als wacher und aufmerksamer, verantwortungsvoller und selbstbestimmter, kontrollierender und führender Mensch müssen Sie sich erst einmal ausdrücklich erlauben loszulassen. Legen Sie sich auf den Boden, die

Füße ungefähr einen halben Meter auseinander, die Handflächen der ungefähr 25 cm neben dem Körper liegenden Hände zeigen nach oben. Nehmen Sie die einzelnen Körperregionen wahr, um herauszufinden, ob Sie noch irgendwo festhalten, vielleicht im Becken oder in den Schultern. Schütteln Sie sanft Füße und Hände. Drehen Sie den Kopf von Seite zu Seite – das ist die letzte Bewegung, bevor Sie ganz loslassen.

Bei jedem Körperteil, das ich nun benenne, richten Sie Ihre Aufmerksamkeit dorthin und stellen sich vor, wie es entspannt. Zu Pratyahara gehören folgende Schritte:

1. Richten Sie Ihre Aufmerksamkeit auf ein Ziel.
2. Stellen Sie sich vor, wie Sie entspannen.
3. Spüren Sie die Wirkungen Ihrer Suggestion.

Wiederholen Sie für sich selbst: Ich entspanne meine Füße, ich entspanne meine Füße, ich entspanne meine Füße – meine Füße entspannen sich. Ich entspanne meine Beine, ich entspanne meine Beine, ich entspanne meine Beine – meine Beine entspannen sich. Dies wiederholen Sie mit allen Körperregionen: Becken, Bauch, Brust, Rücken, Hände, Arme, Schultern, Hals, Kopf, innere Organe, Gehirn, Gesicht, Kiefer. Schließlich sagen Sie: Ich entspanne meinen ganzen Körper, mein ganzer Körper entspannt sich. Ich entspanne meinen ganzen Körper und fühle mich sehr wohl.

Entspannt, wach, still – bleiben Sie ungefähr fünf Minuten in diesem Zustand. Wenn Ihr Geist klar bleibt, wenn Sie die körperliche Entspannung aufrechterhalten, wenn Sie sich aufsetzen und dieses entspannte Gefühl weiterhin haben, dann haben Sie einen Zustand erreicht, der der Meditation ungeheuer dient. Sie können diese Übung auch wiederholen, während Sie sich aufsetzen, um die Entspannung fortzuführen.

Nachdem wir nun den Prozeß des Rückzugs der Sinne betrachtet haben (Pratyahara), können wir mit der Konzentration beginnen.

TEIL 3

Der Geist im somatischen Yoga

8
Den Geist zur Ruhe bringen

Konzentration (Dharana) hält den Geist im Zentrum
des spirituellen Bewußtseins im Körper
oder richtet die Aufmerksamkeit auf eine göttliche Gestalt,
sei sie im Körper oder außerhalb.

Patanjali

Bei mir hat es bis zum Ende des Semesters gedauert,
bis ich wirklich meditieren konnte.
Am Anfang langweilte es mich und machte mich nervös.
Jetzt kann ich die ganze Zeit dabeibleiben,
und in einen traumähnlichen Zustand gehen
und entspannt herauskommen.
Manchmal sind dann meine Probleme gelöst.

Aus dem Yoga-Seminar

Yoga beinhaltet verschiedene Techniken, die die Konzentration erleichtern. Wenige Menschen können sich konzentrieren, noch weniger meditieren. Je besser Sie sich konzentrieren können, um so eher werden Sie zur Meditation gelangen. Diese Entwicklung läßt sich jedoch nicht »machen«; vielmehr gilt es, sich einem passiven Wollen hinzugeben. Versuchen Sie es, ohne es zu versuchen. Lassen Sie es geschehen.

Um die Konzentrationsfähigkeit zu entwickeln, können die Augen auf ein Ziel gerichtet werden; diese Praxis heißt Tratak, eine Art Training des Schauens. Andere Übungen lassen die Sinne außer acht und richten sich nur auf den Geist. Es kann aber auch eine bestimmte Körperhaltung eingenommen oder auf jegliches Konzentrationsziel verzichtet werden. Ziel ist, den Geist zu bündeln. Zunehmendes Üben verstärkt die Konzentration, was zugleich viele andere Aktivitäten positiv beeinflußt.

Ein Zimmer oder eine bestimmte Ecke eines Zimmers für die Meditation zu reservieren, hilft sehr. Sie werden zwei Vorteile dabei entdecken: Sie werden diesen Ort mit Meditation verbinden, und er wird die Schwingungen Ihrer Meditations-Praxis sammeln. Bei diesen zwei Phänomenen können wir den Umgebungseffekt als Konditionierung deutlich erkennen. Ruhige, natürliche, friedliche Meditationsplätze gibt es viele – wenn Sie kreativ genug sind, diese zu entdecken.

Wie man lange Zeit konzentriert sitzen kann, ist ein Geheimnis. Stillsitzen erfordert gleichwohl eine gewisse Anstrengung: Diese Arbeit wird von inhibitorischen Neuronen oder Schaltkreisen innerhalb des neuromuskulären Systems und anderen verwandten Systemen geleistet. Auftauchende Wünsche oder Gedankenimpulse werden direkt wirksam blockiert.

Im folgenden schlage ich einige Meditationsziele vor. Man sollte verschiedene Ansätze ausprobieren und dann bei der Methode bleiben, die einem am meisten zusagt. Für jeden Menschen gibt es eine passende Meditationsweise, eine, die genau diesem Moment entspricht. Einige Ansätze ergeben sich natürlich, aber nicht alle. Die Meditationsziele sprechen die fünf Sinne an, also Sehen, Hören, Fühlen, Riechen und Schmecken.

Visuelle Meditation

Für diese Art der Meditation eignet sich jedes Objekt, auf das Sie mit Ihren Augen Ihre Aufmerksamkeit richten können. Das Objekt, das Ihnen nach Möglichkeit etwas bedeuten sollte, kann eine Kerze sein (Anleitung anschließend), ein Mandala (klassisch oder nach Ihren eigenen Entwürfen), der Mond, ein bestimmter

Körperteil, eine Person, deren Augen, blaues Licht, Ihr eigenes inneres Licht, das Bild eines besonderen Menschen (ein indischer Guru oder jemand, den Sie bewundern) oder Ihr eigenes Spiegelbild.

Für ein visuelles Konzentrations- oder Meditationsobjekt gilt dasselbe wie für alle Sinnesmeditationen: Sie richten Ihre Aufmerksamkeit auf Ihr Ziel und halten sie dort längere Zeit. Das heißt, immer wenn Ihr Geist zu wandern anfängt, kehren Sie zu Ihrem Gegenstand zurück. Deshalb ist es nützlich, eine Konzentrationshilfe zu suchen. Wir benutzen das Zählen mit OM. Zählen Sie langsam von eins bis zehn. Denken Sie OM beim Einatmen, und zählen Sie beim Ausatmen. Mit jedem Atemzug kehren Sie zu Ihrem Meditationsgegenstand zurück. Gedanken lassen Sie vorüberziehen. Falls Sie das Zählen vergessen, fangen Sie einfach wieder von vorn an.

Kerzenmeditation

Die Kerzenmeditation ähnelt anderen visuellen Meditationen. Die Kerze ist eine strahlende Lichtquelle, während andere visuelle Objekte durch das reflektierte Licht wahrgenommen werden. Mit ihrem flackernden Licht zieht eine Kerze die Aufmerksamkeit auf sich. Mit einer Kerze erreichen Sie einen ruhigen, energetisierenden, zentrierten Zustand.

Für eine Kerzenmeditation setzen Sie sich ungefähr eine Armlänge von einer brennenden Kerze entfernt hin, die Flamme sollte auf Augenhöhe sein. Schauen Sie eine Minute in die Flamme, schließen Sie dann die Augen, und bleiben Sie ungefähr eine Minute beim inneren Bild. Wiederholen Sie dies dreimal. Entspannen Sie anschließend Ihre Augen im geschlossenen Zustand.

Meditation über ein Bild eines besonderen Menschen

Die Auswahl des Bildes hängt von einer Reihe von Faktoren ab. Vielleicht wissen Sie nicht genau, warum Sie diesen Menschen wählten, vielleicht bewundern Sie ihn unbewußt. Die Bewunderung für andere hat häufig mit eigenen latenten Fähigkeiten zu tun und ist gewissermaßen halbbewußt. Man sagt, eine Vertiefung in ein Bild erlaube einem, die Eigenschaften des Menschen aufzunehmen, über den man meditiert. Vielleicht ist dies die Erweckung der schlafenden Fähigkeiten? Manche Gurus verteilen ihre Bilder. Das hat nichts mit Eitelkeit zu tun, vielmehr wird das Bild als Meditationshilfe angeboten oder erinnert an den Bewußtseinszustand, den diese Person erreichte.

Innere Lichter

Während meiner Meditationsentwicklung fing ich an, bei geschlossenen Augen blaues Licht zu sehen. Dieses innere blaue Licht schien in verschiedenen Wellen zu schwingen und verschwand auch manchmal vor mir in den Raum. Ich wußte nicht, was es bedeutete und fand in Ernest Woods Yoga-Lexikon (1970) eine Erklärung. Meine subjektive Empfindung erfuhr durch die Tatsache, daß Meditierende aller Zeiten blaues Licht erfahren hatten, eine objektive Wertschätzung.

Die Erfahrung des blauen Lichts während der Meditation ähnelt den Lichterfahrungen während der Gehirnstimulationen, die Wilder Penfield bei Kopfoperationen entdeckte. Dabei wurde bei örtlich betäubten Patienten die Gehirnrinde freigelegt und dann gereizt, um das epileptische Zentrum zu finden. Die Berichte der Patienten ergaben, daß eine Reizung des Hinterhauptlappens diffuse Lichterfahrungen auslöst, jedoch keine Lichtmuster. Künftige Forschungen finden vielleicht heraus, daß die Lichterfahrungen beim Meditieren durch innere Stimulierung des Hinterhauptlappens ausgelöst werden.

Blicktraining

Tratak ist eine Yoga-Praxis, die den Blick trainiert, das heißt, die Fähigkeit, ein visuelles Ziel zu fixieren. Wenige erreichen eine fixierte Blickrichtung, noch weniger können dies längere Zeit aufrechterhalten. Diese Technik beruhigt den Geist, indem die Sinnesaufnahme auf einen einzigen Kanal beschränkt wird.

Mit dem Blick auf die Nase werden die äußeren Augenmuskeln stimuliert, die inneren Augenmuskeln entspannen, und der visuelle Input wird verringert. Der Blick auf die Nase ähnelt dem Blick nach unten, wenn man in einem Gefühlsaufruhr steckt. Es werden weniger Bilder aufgenommen, doch die Spannung wird verstärkt. Wenn Sie nun entspannt Ihre Aufmerksamkeit auf der Nase ruhen lassen und diese Position eine Weile halten, werden bestimmte Gehirnregionen angeregt.

Hörmeditation

Bei einer Hörmeditation nutzt man einen Ton als Meditationsobjekt. Wählen Sie einen Klang, der Ihnen gefällt oder etwas bedeutet, so werden Sie leichter entspannen und Ihren Geist klären können. Die Konzentration auf einen Klang ist schwieriger als die auf ein Bild. Klänge haben die Tendenz, zu Träumereien zu verführen. Ihre Aufmerksamkeit, dieses schwebende Bewußtsein, kann sich auf einen Ton richten und jedesmal wie ein vom Weg abgekommenes Kind sanft wieder zurückgebracht werden. Auf OM zu zählen kann helfen, aufmerksam beim Ton zu verweilen, den Geist zu klären und entspannt zu bleiben.

Als Meditationshilfen eignen sich: das Mantra OM; der Nad-Klang (siehe Mantra-Meditation) auf verschiedenen Ebenen;

Musik, besonders indische Sitarmusik; Geräusche aus der Natur, wie zum Beispiel Wasserfälle, Regen, Brandung, Quellen; die eigenen inneren Töne oder Ihr persönliches Mantra, das Sie entweder selbst ausgesucht haben oder Ihnen von einem Guru übermittelt wurde.

Mantra-Meditation

Ein Mantra ist eine Sanskritsilbe mit einer besonderen Schwingung und einer bestimmten Wirkung. Das Sanskrit enthält Schwingungen, die im Sprecher oder Zuhörer bestimmte Zustände hervorrufen. Jedes Mantra hat vier Ebenen. Diese sind subtil, lebendig und bedeutsam; sie umfassen: 1. den Klang, 2. die Bedeutung, 3. die Idee und 4. den Geist (Prana).

OM ist eine heilige Silbe, die universelle Schwingung, das Absolute, das All, der Klang des Menschen als Symbol der universellen Schwingung. Als Klang oder Ausdehnung (Nada) endet OM in einem Punkt, der dem materiellen Ausdruck der feineren Universalenergie entspricht. Allgegenwärtig, allwissend und allmächtig, ist OM die Verkündung göttlicher Präsenz. OM ist zweierlei: der Urgrund der Meditation und die Wurzel der Meditation oder spirituellen Bedeutung – die »Farbe« der Meditation im Spektrum des einen Klangs.

Ein Ozean von Nad fließt überall in der Natur. Es befindet sich innerhalb und außerhalb lebender und nichtlebender Dinge; alles hängt davon ab, es ist ganz und gar mächtig. Es ist allgegenwärtig , es ist allwissend.

Wenn Sie sorgfältig zuhören, können Sie OM hören. Sie vernehmen es im rechten Ohr – es ist eine Schwingung ohne Instrumente. Es gibt zwei Möglichkeiten, es zu hören. Ein Weg besteht in einem guten Anfangstraining. Es handelt sich um eine Yoga-Mudra-Technik, die übersetzt ungefähr bedeutet: »Jedes Loch im Kopf schließen.« Wenn Sie Ihre Ohren mit den Daumen, die Augen mit den Zeigefingern, die Nasenlöcher mit den Mittelfingern, den Mund mit dem Ringfinger und den kleinen Fingern ober- bzw. unterhalb der Lippen schließen und dann versuchen, leicht durch die Nase zu atmen, werden Sie anfangen, feine innere Lichter zu sehen, die nach Mishra die Form der Seele darstellen. In Ihrem Kopf werden Sie ein Mantra (einen bestimmten Ton) – Anahata Nada – vernehmen.

Die zweite Möglichkeit des Hörens stellt sich nach langem Üben ein. Sie werden nicht nur den Nad-Ton wie oben beschrieben hören, sondern Sie können diesen Klang auch ohne diese Methode vernehmen. Sie werden anfangen, ihn überall zu hören, denn Sie lernen, sich einzuklinken, sich darin einzuhüllen, ihn in sich entstehen zu lassen. Anahata Nada ist das höchste Bewußtsein, das sich über Ihr Sinnessystem manifestiert.

OM hat vier Eigenheiten. Im OM stecken A, U und M. A steht für »Manifestation und Evolution des Mikro- und Makrokosmos« (Mishra, 1990, S. 187). A repräsentiert auch den grobstofflichen Körper und den Wachzustand. Die Erhaltung von Mikro- und Makrokosmos wird durch U versinnbildlicht. U steht für den feinstofflichen Körper und den Traum. M stellt »die Auflösung und Einrollung des Mikrokosmos« dar. M repräsentiert den Kausalkörper und den Tiefschlaf, den Tod und andere unbewußte Stadien. Die vierte Phase ist das Echo. Aus dem Klang des OM entsteht ein Ton, der jenseits menschlicher Beschreibungsfähigkeit liegt.

Nada liegt jenseits der drei Phasen des OM – wachen, träumen und schlafen. Es ist transzendentes Bewußtsein und wird Brahman (das Größte) oder Atman (das Selbst) genannt. Es ist das Absolute.

Wenn Sie auf Nada hören, können Sie folgende Töne entdekken: Zunächst ein lautes Röhren, dabei hören Sie am Anfang vielleicht nur die tiefen Töne und noch nicht die höheren. Aus dem Hören der tiefen Töne entwickelt sich die Fähigkeit, auch höhere Töne wahrzunehmen. Diese höheren Töne sind feiner, ruhiger und schwingender, still und friedlich, und Sie entdecken sie, indem Sie nach oben in Ihren Kopf hineinhören. Es sind Töne, die weißem Rauschen entsprechen, dem Wind in den Blättern bei leisem Regen. Wenn Sie den Klang Nada hören, wird er Sie an das eben Beschriebene erinnern, doch sehr viel subtiler sein. Der Klang kann als Führung dienen: Wenn Sie sich darauf konzentrieren, werden Sie nach und nach einen höheren Ton finden. Sobald Sie den Ton klar hören, wenden Sie sich ihm aufmerksam zu, gehen Sie ganz bewußt auf diese Ebene. Durch die zunehmend höheren Töne werden Ihre Aufmerksamkeit und Ihr Bewußtsein wie auf einer Treppe nach oben zu einem transzendenten, überbewußten Zustand gezogen.

Ein Mantra führen wir täglich aus: das Atem-Mantra (Sa Ha). Natürlich, unauffällig und beständig wiederholen wir es ungefähr 21.600 mal am Tag. Richten wir unsere Aufmerksamkeit darauf (vorausgesetzt wir haben diese Fähigkeit entwickelt), werden wir besser im Hier und Jetzt bleiben und entspannt im Bewußtsein des Einsseins weilen.

Das Ihrem Naturell entsprechende Mantra haben Sie vielleicht von Ihrem Guru in der Initiation erhalten. Es kann eine Sanskritsilbe oder auch einer anderen Sprache entnommen sein. Voller Bedeutung schwingt dieser Laut. Das Mantra stimuliert das Hörzentrum in der Gehirnrinde, indem man es spricht, denkt oder hört. Es hat einen zentrierenden Klang, der den Geist bündelt und die Hirnrhythmen synchronisiert.

Taktile Meditation

Die taktile Meditation ist fühlbar, primitiv und zutiefst zufriedenstellend. Wenn schon die Hörmeditation schwer aufrechtzuerhalten ist, gilt dies um so mehr für die Meditation des Fühlens.

Eine Form taktiler Meditation, die Massage, kann im Verbund mit Yoga in verschiedener Weise genutzt werden. Da gibt es die

Esalen-Massage, eine Verbindung von Massage und Meditation, die sich auf den Energieaustausch zwischen der massierenden und der massierten Person konzentriert. Die Massage kann dem Yoga vorausgehen, es kann aber auch in verschiedenen Yoga-Haltungen massiert werden. Ebenso kann die Massage selbst Meditation bedeuten, sowohl für den Nehmenden als auch für den Gebenden.

Eine andere Form taktiler Meditation ist der Gebrauch von Rosenkränzen oder Gebetkugeln, mit denen man die Wiederholung des Mantras oder des Gebets zählt. Wenn Sie aufmerksam die Perlen des Rosenkranzes oder der Gebetskette zählen, sie rhythmisch mit Ihrem Mantra bewegen und dabei Ihren Geist klären, dann werden Sie nach einer gewissen Zeit den Zustand entspannten meditativen Bewußtseins erreichen.

Das Zählen der Gebetsperlen ist ein sensomotorischer Akt, der die Gehirnströme beeinflußt. Wird eine bestimmte Region des Gehirns eine gewisse Zeit lang wiederholt stimuliert, springt die Aktivität auf andere benachbarte Gehirnregionen über. Immer mehr Hirnbereiche synchronisieren sich, und ein einmaliger Gehirnzustand kann erreicht werden. Das Klären des Geistes, die sensomotorische Aktivität und die verbale Wiederholung tragen ähnlich wie das Berühren der Perlen zu diesem Zustand bei. Wurden die Perlen von Ihrem Guru geweiht, haben Sie zusätzliches Vertrauen in ihre Macht.

Geruchsmeditation

Einerseits können Sie über einen Geruch meditieren, andererseits haben bestimmte Gerüche auch eine besondere Wirkung auf die Meditation. Da wir uns sehr schnell an Gerüche gewöhnen, fällt es uns außerordentlich schwer, die Aufmerksamkeit auf einen Geruch gerichtet zu lassen. Zur Geruchsmeditation wählen Sie einen bestimmten Geruch aus und richten Ihre Aufmerksamkeit längere Zeit darauf. Gerüche regen die Riechkolben an, die mit den beiden Gehirnhälften verbunden sind. Die elektrochemischen Impulse werden über den Hirnnerv I zu einem primitiven Zentrum im Hirn weitergeleitet, dem Rhinencephalon, einem Teil des limbischen Systems. Das limbische System – uralt, primitiv und animalisch – hat mit unseren Gefühlen und Stimmungen zu tun. Olfaktorische Stimulation zeigt tiefgreifende Wirkung auf die Meditation. Man kann dazu Weihrauch, Gerüche aus der Natur, wie Blumen, Parfums und Öle benutzen, oder sich auch dem besonderen inneren Duft zuwenden, der mit bestimmten meditativen Zuständen einhergehen soll.

Geschmacksmeditation

Auch der Geschmack kann zur Meditation eingesetzt werden, wenn wir beispielsweise eine Mahlzeit meditativ einnehmen. Richten wir unsere Aufmerksamkeit auf unsere Nahrung, klären den Geist, entspannen und rezitieren vielleicht noch ein Mantra dabei, wird die Nahrungsaufnahme zu einem meditativen Erlebnis des Einsseins. Man kann sich auf einen Geschmack konzentrieren, darüber meditieren. Aus Indien kommen bestimmte Bonbons, die man längere Zeit im Mund behalten kann.

Meditation des Augenblicks

Ihre Persönlichkeit entscheidet über Ihre Orientierung im Leben. Als intuitiver Typ finden Sie die täglichen Verrichtungen wahrscheinlich langweilig und sehen sie als tragische Wiederholungen. Andere Persönlichkeitstypen finden die Alltagsgeschäfte leicht, befriedigend und erfüllend. Die verschiedenen Methoden – Spiele, Ermahnungen, Zielsetzungen – bürgen nur teilweise für Erfolg, wenn es darum geht, tägliche Aufgaben kontinuierlich zu erfüllen. Ein Spiel indes lohnt sich: die Meditation des Augenblicks. Dabei versucht man, jeden Moment des Lebens zu einer meditativen Übungserfahrung zu machen. Wenn Sie das eine tun, Ihre innere Aufmerksamkeit jedoch mit tausend anderen Dingen beschäftigt ist, werden Sie die Aufgabe wohl kaum effektiv erfüllen können. Zwar ist Ihr Körper anwesend, Ihr Geist aber befindet sich anderswo. Aus zwei Gründen sind Sie nicht effizient: Die Ausführung dauert länger, und das Resultat ist wahrscheinlich nicht sehr zufriedenstellend. Wenn Sie jedoch voll konzentriert an die Aufgabe herangehen, indem Sie beispielsweise das OM zählen oder während der Arbeit auf Ihre Atmung achten, werden Sie die Aufgabe schneller erledigen und außerdem mit dem Ergebnis zufriedener sein. Und Sie werden das Gefühl haben, etwas zum guten Abschluß gebracht zu haben. Außerdem werden Sie unangenehme Momente Ihres Lebens in positive Beiträge zu Ihrer Entwicklung verwandelt haben. Sogar verwirrende Situationen können so in Entwicklungsschritte transformiert werden. Es gibt Situationen, die wir ändern können und müssen, andere werden besser produktiv genutzt als energievergeudend bekämpft. Das nennt man auch »mit dem Tao gehen«. Tao ist ein Begriff aus dem chinesischen Buddhismus, der sich auf das Gleichgewicht der natürlichen Kräfte bezieht.

Die Welt mit neuen Augen sehen

Phänomenologische Wahrnehmung ist eine Art offener Wahrnehmung oder Bewußtheit, bei der wir weder werten, noch die Erfahrung mit einem bestimmten Etikett versehen. Bereits in frühester Kindheit lernen wir, die Dinge in unserer Welt zu unterscheiden und einzuordnen, die Welt zu strukturieren und Generalisierungen für künftiges Verhalten vorzunehmen. Das ist äußerst nützlich, doch es behindert auch neue Sinneswahrnehmungen, frische Erfahrungen. Kategorisierungen und Standardisierungen unserer Erfahrungen berauben uns der Erregung, die durch Neues ausgelöst wird. Diese freudige Erregtheit kennen wir charakteristischerweise aus der Kindheit. Yoga-Training bringt uns die Wahrnehmung des Kindes zurück. Die Konzentrationsübungen im Yoga sind eng verwoben mit der Entwicklung von Wahrnehmungsfähigkeit. Und aus der Erfahrung der Konzentration erwächst die Meditation.

9

Meditation: Die Windungen der Kommunikation

Meditation (Dhyana) bezeichnet den ungebrochenen Gedankenfluß zum Gegenstand der Meditation.

Patanjali

Meditation brachte mich wieder auf den so wichtigen Weg zu Selbstbewußtheit und Selbstgenügsamkeit zurück. Manchmal vergesse ich die Kräfte, die es gibt.

Aus dem Yoga-Seminar

Die Meditation ist flüchtig, sie beginnt nicht in dem Moment, in dem Sie versuchen zu meditieren. Konzentration, Kontemplation, damit wird manchmal Meditation beschrieben. Meditation ist ein Bewußtseinszustand, es ist ein Zustand, der sich einstellt, wenn wir konzentriert, entspannt und still sind. Wenn Sie Ihre Aufmerksamkeit fokussieren, Ihren Geist beruhigen und lange genug entspannt bleiben, dann kann Ihr Bewußtsein in Meditation übergehen. Es gibt so viele Meditationsstile wie es Menschen gibt – Raja, Transzendentale Meditation, Zen, um nur einige zu nennen. Machen Sie sich klar, daß die verschiedenen Ansätze bestimmten Menschen auf verschiedene Weise nützen. Abgeändert oder originalgetreu, multikulturell oder historisch verbunden, die unterschiedlichen Meditationsarten sprechen unterschiedliche Menschen an. Nach C.G. Jungs Typologie würden wir wahrscheinlich zwischen Persönlichkeitstyp und Meditationsansatz eine bestimmte Entsprechung entdecken. Man mag den Ansatz, der zu einem paßt.

Was auch immer für einen Ansatz Sie wählen, Sie werden stets ähnliche Schritte gehen. Wenn Sie Ihre Aufmerksamkeit auf ein Meditationsziel richten und lange genug dabei verweilen, so werden Sie irgendwann in die Meditation übergehen. Das kann man als einen nonverbalen Austausch zwischen Ihnen und Ihrem Meditationsobjekt bezeichnen. Die Meditationsanweisungen, die Herbert Benson et.al. (1974) definierten, fanden sich in allen Kulturen und umfaßten folgende Merkmale: das Finden eines ruhigen Orts, die Entspannung des Körpers sowie längere Wiederholungen.

Somatische Meditation

In meinen Seminaren unterrichte ich die OM-Meditation, zugleich ermuntere ich die Studenten, ihre eigene Meditationspraxis weiterzuverfolgen. Setzen Sie sich entspannt und aufrecht in den Lotus- oder Schneidersitz. Vielleicht wollen Sie mit Ihren Fingern ein Mudra machen, zum Beispiel können sich Daumen und Zeigefinger berühren. Die anderen Finger sind entspannt, die Hände ruhen auf den Knien, die Arme sind gerade (s. Abb. 9.1). Den Kopf halten Sie aufrecht. Ihre Augen können Sie auf einen Punkt vor sich auf dem Boden richten, ungefähr in der Verlängerung Ihrer Nasenspitze. Sie können die Augen aber auch schließen. Gehen Sie dann mit der Pratyahara-Technik durch Ihren Körper, visualisieren Sie Entspannung. Entspannen Sie alle Körperteile.

Dann richten Sie Ihre Aufmerksamkeit auf Ihren Atem. Bei jedem Einatmen denken Sie OM, und bei jedem Ausatmen zählen Sie von eins bis zehn. Wenn Sie beim Zählen abschweifen, dann fangen Sie einfach wieder von vorn an. Atmen Sie regelmäßig und leicht. Jeder Atemzug entspannt Sie immer mehr. Tauchen

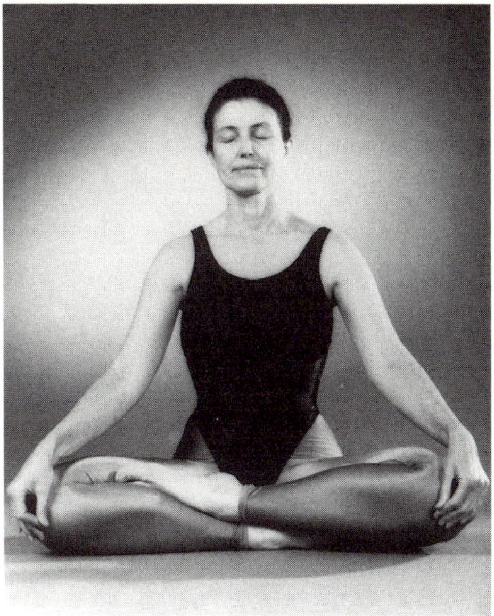

Abb. 9.1 a: Lotus-Sitzhaltung

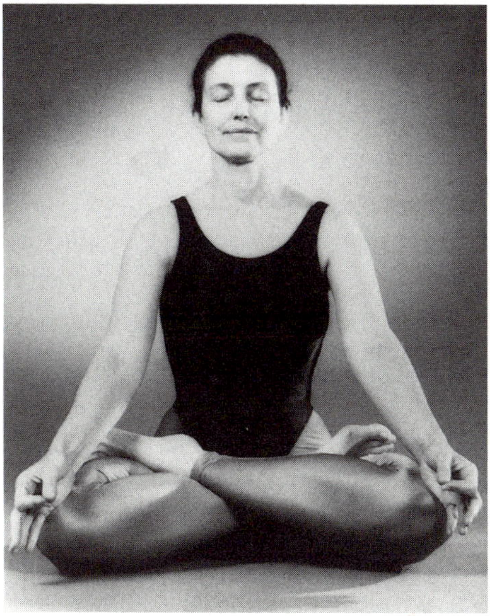

Abb. 9.1 b: Haltung des Adepten

Gedanken auf, lassen Sie sie sanft wieder los. Sagen Sie sich innerlich, daß Sie am Ende der Meditation alle wichtigen Gedanken aufschreiben werden. (Nehmen Sie sich dafür eine Minute nach der Meditation Zeit, um in Ihrem Yoga-Tagebuch wichtige Ideen oder Einsichten, die Ihnen während der Meditation kamen, zu notieren. Vielleicht wollen Sie ja auch die Qualität Ihres Meditationserlebnisses festhalten.)

Zwanzig Minuten sollten Sie mindestens meditieren. Wenn Sie nur fünf Minuten Zeit haben, ist auch das gut, aber die Entspannungsreaktion beginnt erst nach ungefähr 20 Minuten. Nach ungefähr 15 bis 20 Minuten werden Sie eine Bewußtseinsänderung wahrnehmen, und zwar dann, wenn die Vorherrschaft des Sympathikus vom Parasympathikus abgelöst wird. Das parasympathische Nervensystem ist, wie Sie wissen, für Ruhe, Wiederherstellung und Erneuerung zuständig. Mit diesem Wechsel geht eine Reihe anderer physiologischer Veränderungen einher: Abnahme des Blutdrucks, Zunahme gastrointestinaler Aktivitäten (Ihr Magen kann knurren, das zeigt entsprechende Veränderungen an), die Gehirnwellen tendieren mehr zu Alphawellen, weniger Sauerstoffverbrauch, periphere Blutgefäße erweitern sich, die Hände werden wärmer, Abnahme des Muskeltonus usw. All diese Veränderungen sind Teil der Entspannungsreaktion wie Benson et.al.(1974) sie darstellten.

Sehr günstig ist es, sich zweimal am Tag Zeit für die Meditation zu nehmen, den Tag damit zu beginnen und ihn ebenso zu beenden. So wird Ihr Tag in Entspannung, Ruhe und Selbstliebe gefaßt. Im Alltag ist es oftmals schwierig, eine gewisse Zeit für die Meditation einzuräumen. Dabei ist es gerade bei einem angespannten Zeitrahmen um so wichtiger, Meditation zu einem festen Bestandteil des Tagesablaufs zu machen. Da kommt es auf Kreativität an.

Wenn Sie die Meditation beenden, ist es wichtig, daß Sie langsam Ihren Weg zurück zu den Tagesgeschäften finden. Sie können sich strecken und dehnen, und möglicherweise wollen Sie etwas in Ihr Yoga-Tagebuch eintragen.

Vielleicht wollen Sie beim Meditieren Visualisierungen oder Affirmationen benutzen. Visualisierungen sind geistige Vorstellungen oder Bilder, mit denen Sie positive Ereignisse für sich oder andere wünschen können; sie sollten Ihrem Lebensfluß und dem Leben im allgemeinen entsprechen. Affirmationen sind positive Bekräftigungen eines erwünschten Zustandes. Sie können yogische Suggestionen wählen, wie die fünf von Mishra vorgeschlagenen: 1. Das bist Du; 2. Ich bin Brahman; 3. Dieses Selbst ist Brahman; 4. Bewußtsein ist Brahman; 5. Ewiges Sein und Bewußtsein, ewiger Friede ist Brahman (Mishra 1973).Oder Sie formulieren eigene Worte, die Ihren Bedürfnissen entsprechen. Mishra nennt sie post-meditative Suggestionen. Was auch immer Sie aussuchen, es sollte im Zusammenhang mit Ihrer yogischen Entwicklung und Ihrer Grundnatur stehen.

Wenn wir die Meditation im Licht der physiologischen Psychologie betrachten, werden wir folgendes feststellen:

1. Durch Ihr Meditationsziel stimulieren Sie wiederholt einen bestimmten Hirnrindenbereich. Bei einem Mantra beispielsweise würde das Sprachzentrum in der linken oder rechten Hirnrinde angeregt, je nachdem, ob Ihnen die Silbe etwas sagt oder nicht. Bei einem Asana als Meditationsgegenstand würden entsprechende Regionen im sensomotorischen Cortex immer wieder angeregt. Normalerweise sind wir daran gewöhnt, die Stimulation ständig zu ändern. Bei der Meditation hingegen bemühen wir uns, denselben Sinneseindruck stets aufs neue zu erfahren, was die gleiche Cortexregion immer wieder stimuliert. Wiederholung ist also wichtig.
2. Sie haben, so gut es geht, andere konkurrierende Reize ausgeschaltet, das heißt, Ihre Augen sind unter Umständen geschlossen, und Sie befinden sich an einem ruhigen Ort.

3. Durch die Einschränkung von körperlichen Bewegungen für eine Weile wurde auch die Aktivierung des dafür zuständigen Gehirnbereichs gedrosselt.
4. Sie haben Ihre äußerlichen Gedankenströme zur Ruhe gebracht. Auftauchende Gedanken werden nicht beachtet und auch nicht weitergesponnen.
5. Sie haben die Cortexaktivitäten gehemmt. Dadurch können bestimmte primitive Regionen im Gehirn (Hirnstamm und niederes Säugetierhirn) ohne die übliche Kontrolle funktionieren.

Meiner Ansicht nach liegen hier die Ursprünge der inneren Meditationserfahrungen. Diese Erfahrungen – das Sehen innerer Lichter und das Hören innerer Töne (sogar das innerliche Schmekken von Nektar oder das Riechen innerer Gerüche) – rühren wahrscheinlich von der Stimulierung der Formatio reticularis her, und durch diffuse Anregung des Thalamus werden bestimmte Hirnrindenregionen ebenfalls angesprochen. Dadurch tauchen ähnliche Erlebnisse auf, wie sie Wilder Penfield für die Hirnchirurgie beschrieb. Seine Patienten berichteten von diffusen Licht- oder Tonerlebnissen, wenn bestimmte Hirnrindenstellen mit Elektroden stimuliert wurden. Meditierende sind offener für elektrochemische Impulse aus niederen Gehirnstrukturen, die zeitweise die sensorischen Bereiche aktivieren.

Unabhängig von den physiologischen Ursprüngen dieser inneren Erfahrungen dienen sie als wertvolle Hilfen für die Entwicklung der Meditation. Bei der Meditation versuchen Sie den Geist so zu trainieren, daß er länger als üblich zentriert bleibt. Dafür brauchen Sie alle Hilfen, die es gibt. Wenn Sie beispielsweise zählen, um den Geist ausgerichtet zu halten, werden Sie irgendwann an einen Punkt gelangen, an dem Sie bemerken, daß ein Teil von Ihnen weitergezählt hat und ein anderer sich bereits überlegt, welche Pflichten anschließend auf Sie warten. Richten

Sie Ihre Aufmerksamkeit auf ein inneres Licht und fahren fort zu zählen, werden Sie irgendwann möglicherweise feststellen, daß ein Teil von Ihnen beim Licht und beim Zählen blieb, aber ein anderer Teil sich wieder anderen Dingen zuwandte. All die inneren Erfahrungen helfen Ihnen, Ihre Aufmerksamkeit beizubehalten, bis sie irgendwann mühelos wird. Auf einmal müssen Sie sich nicht mehr willentlich zentrieren. Sie sind da. Dort angekommen, wird Ihre Atemfrequenz sich vielleicht verringern, als ob Sie nicht mehr atmen müßten. Sie sind ganz wach und denken an nichts. Sie erfahren sich selbst als reines Sein.

Die Fortschritte in der Meditation kommen schneller, als Sie glauben. Wenn Sie regelmäßig üben, werden Sie bemerken, daß Sie einem viel begangenen Pfad folgen. In Büchern werden Sie von Meditationserfahrungen lesen und spontan Ihre eigenen Erlebnisse wiedererkennen. Das bestätigt Sie auf Ihrem Weg. Oft ist es auch wertvoll, jemanden zu haben, mit dem man die Meditationserlebnisse besprechen kann, sei es ein Yoga-Lehrer oder jemand, der meditationserfahren ist.

Die Vorteile der Meditation wurden oft genannt. Sie verändern psychische Zustände, wie beispielsweise die Tendenz zu Angstreaktionen. Das Selbstbild und die Selbstachtung ändern sich. Insgesamt werden Sie sich als Person besser fühlen. Manche psychosomatische Beschwerden wie Bluthochdruck oder Spannungskopfschmerz nehmen ab. Die Stimmung verändert sich, Sie fühlen sich glücklicher und empfinden mehr Liebe anderen gegenüber. Sie werden weniger irritierbar sein und sind mit Ihrer Umgebung zufriedener.

Um vom Meditieren zu profitieren, müssen Sie nicht alle Yoga-Übungen beherrschen. Die Übungen können den Körper jedoch auf die Meditation vorbereiten; manche Menschen meditieren aber auch, um sich auf die Übungen vorzubereiten.

Meditationsforschung

Bevor wir die Forschungen zur Meditation genauer betrachten, schauen wir uns an, was ein Elektroenzephalogramm (EEG) ausdrückt. Der deutsche Psychiater Hans Berger maß 1929 erstmals die Veränderungen des elektrischen Potentials zwischen zwei Punkten des Schädels. Im großen und ganzen handelt es sich dabei um elektrische Aktivitäten des Cortex, die durch verschiedene Schichten hindurch die Kopfoberfläche erreichen. An den Kopf werden Sensoren oder Elektroden angeschlossen. Elektrische Veränderungen unter den Elektroden werden durch einen Vergleich des elektrischen Potentials zweier Punkte festgestellt. Das Ergebnis zeigt sich in Wellenform, so daß man von Gehirnwellen spricht. Diese – natürlich keine Wellen im üblichen Sinn – zeigen die Fluktuationen der elektrischen Aktivitäten des Gehirns. Im Lauf der Jahre konnten bestimmte Bewußtseinszustände mit diesen Gehirnwellen in einen Zusammenhang gebracht werden.

Die erste Wellenfrequenz, die Berger identifizierte, lag bei 8-12 Hz (Zyklen pro Sekunde); er nannte sie Alphawellen. Diese Frequenz wird mit einem entspannten Wachzustand in Verbindung gebracht. Katsamatsu und Hirai veröffentlichten 1975 ihre Forschungen über die Zen-Meditation. Sie hatten herausgefunden, daß Alphawellen bei der Meditation auftreten und veränderte Bewußtseinszustände begleiten; sie scheinen also mit Meditation zu korrelieren. Doch nicht alle Alphawellen sind meditativ, und nicht jede Meditation wird von Alphawellen begleitet.

Weitere Frequenzen der Gehirnwellen sind: Delta, 0-4 Hz; Theta, 4-7 Hz und Beta, 13-30 Hz. Betawellen werden der Wachsamkeit, ja sogar der Nervosität zugeordnet. Thetawellen können festgestellt werden, wenn wir einen Gedankenblitz haben, eine Einsicht, die ein Problem löst. Deltawellen tauchen meist im tiefen Schlaf auf.

Das und Gastant (1955) fanden heraus, daß ihre Probanden während der Meditation erhöhte Alphafrequenzen aufwiesen. Zugleich nahm die Amplitude (die Höhe der Wellen) ab. Nach der Meditation tauchte der Alpharhythmus weniger häufig auf.

Katsamatsu und Hirai (1975) nahmen EEG-Muster während der Meditation bei Zen-Meistern und ihren Schülern in Japan auf. Einer der Meister fing mit Betawellen an, in Kürze tauchten überall Alphawellen auf. Nach acht Minuten erhöhte sich die Amplitude auf 60-70 Mikrovolt. Beide nahmen auch Messungen von Alphawellen während Zazen bei 18 erfahrenen Zen-Mönchen vor. All diese Männer produzierten Alphawellen. Katsamatsu und Hirai beschreiben vier mögliche Zustände:

1. Auftauchen von Alphawellen bei offenen Augen; 2. Abnahme der Amplitude; 3. Abnahme von Alphafrequenzen; 4. Auftauchen von Thetawellen.

F.M. Brown, W.S. Stewart und J.T. Blodgett (1971) untersuchten die EEGs von 11 Probanden während des Meditierens. Ihre EEGs zeichneten sich durch 8-12 Hz (frontal, an der Stirn) während der ganzen 15minütigen Meditation aus.

Schwartz (1973) verglich eine Gruppe Meditierender mit einer Kontrollgruppe. Die Meditierenden wiesen mehr Alphawellen bei offenen Augen auf und nach acht Minuten weniger als die Kontrollgruppe. Schwartz' Hypothese war, daß die visuelle Stimulation nach der Meditation größer ist.

Banquet (1973) übernahm ebenfalls diese Versuchsanordnung. Eine Meditations- und eine Kontrollgruppe wurden mit je fünf Minuten geöffneten und geschlossenen Augen gemessen. Die Meditation selbst dauerte 30 Minuten. Die Kontrollgruppe entspannte 30 Minuten bei geschlossenen Augen. Drei Minuten dauerte die Transitperiode, wo die eine Gruppe aus der Meditation, die andere aus der Entspannung zurückkehrte. Schließlich wurden noch fünf Minuten geistiger Konzentration auf einen Gedanken oder ein Bild aufgewandt. Dann wurden die Augen geöffnet. In jeder Gruppe gab es 12 Teilnehmer, die Meditationsgruppe hatte im Durchschnitt seit ungefähr zwei Jahren meditiert. Die Aufnahmen geschahen bilateral: frontal, zentral, parietal (seitlich) und okzipital (hinten).

Vier Teilnehmer aus der Kontrollgruppe wiesen fluktuierende Alphawellen auf. Acht zeigten gleichbleibende Alpharhythmen in den hinteren Kanälen. Die meisten Meditierenden – so Banquets Ergebnisse – produzierten dominante Alphawellen von 10 Hz (20 Mikrovolt Amplitude). Gegen Ende der Meditation gab es noch einen Überschwang an Alphawellen.

Im zweiten Stadium der Meditation fand Banquet Alphawellen nur in kleinen Ausbrüchen von wenigen Sekunden Dauer vor. Alpha tauchte nicht nur okzipital und parietal auf, sondern auch an der Stirn. Er entdeckte außerdem eine große Korrelation zwischen beiden Hirnhälften in bezug auf Frequenz, Amplitude und Wellenform von Alpha während bestimmter Perioden.

1961 maßen Anand et.al. am All-India Institute of Medical Sciences die EEGs von vier Yogis vor und während Samadhi, dem Einheitszustand. Das normale Ruhe-EEG der Yogis zeigte dominierend Alphawellen, in Samadhi tauchten Alphawellen durchgehend auf. Die Amplitude der Alphawellen stieg okzipital auf 50-100 Mikrovolt.

Swami Kuvalayananda (1971) stellte fest, daß die EEGs von Meditierenden eine Reduzierung der Alphawellen bezüglich Dauer und Amplitude aufwiesen. Alphawellen zeigten sich über den ganzen Kopf verteilt, wurden aber flacher.

Bei einigen Meditierenden fanden sich fünf bis 20 Minuten nach Beginn der Meditation Theta-Ausbrüche. Bei anderen traten Betawellen in einigen Regionen des Kopfes auf. Grundsätzlich läßt sich sagen, daß die Hirnwellenfrequenzen sich je nach Art des Meditationserlebnisses ändern.

Biofeedback und somatisches Yoga

Was versteht man unter Biofeedback? Beim Biofeedback nutzt man technische Mittel, um den physiologischen Zustand zu spiegeln, so daß man sich in die gewünschte Richtung verändern kann, zum Beispiel in Richtung Entspannung. Wenn Sie Zugang zu Biofeedback-Instrumenten haben, nutzen Sie diese als wertvolle Unterstützung Ihrer somatischen Yoga-Praxis. Vielleicht gibt es in Ihrem Yoga-Zentrum eine solche Ausstattung. Oder Sie finden ein Biofeedback-Zentrum in Ihrer Nähe. Wenn Sie mit Biofeedback-Geräten arbeiten können, werden Sie die Ergebnisse Ihrer Yoga-Praxis objektiv nachmessen können.

Unter anderem können Sie folgende Resultate erzielen: Eine Zunahme des Hautwiderstands, die sich am Dermographen zeigt (die Messungen erfolgen in Ohm für den Widerstand oder in Mikroohm für die Leitfähigkeit); eine Zunahme Ihrer Fähigkeit, Alphawellen in beiden Gehirnhälften zu produzieren; eine Zunahme der peripheren Temperatur, wie sie vom Hauttemperaturmeßgerät festgestellt wird, und eine Abnahme der elektromyographischen Aufzeichnungen (EMG), das heißt der elektrischen Muskelaktivitäten. Dies sind die physiologischen Änderungen, die von den häufig gebrauchten Biofeedback-Instrumenten gemessen werden können. Wenn Sie diese Veränderungen an den Aufzeichnungen ablesen, werden Sie auch Ihre Fähigkeit, diese Veränderungen ohne Geräte herbeiführen zu können, entwickeln. Sie werden immer mehr auf Ihre Yoga-Praxis vertrauen. Und je mehr Sie vertrauen, um so größer wird Ihre Fähigkeit, effizient zu üben. Sie werden auch zunehmend bewußter werden und jeden Moment Ihrer Yoga-Praxis wahrnehmen. Das Ziel des somatischen Yoga ist eine fortwährende Integration von Körper und Geist.

Jede Form des Yoga läßt sich mit der somatischen Betrachtung verbinden. Sie können diese Geist-Körper-Integration durch eigene Yoga-Somatik-Studien erlernen, oder Sie fangen mit einer anderen Yoga-Richtung an und fügen selbst diese Komponente der Somatik hinzu. Die Meditation ist der letzte Schritt zur Integration. Die Erfahrung der Integration, Samadhi, ist Thema des nächsten Kapitels.

10

Samadhi: Im Zustand des Eins-Seins

Samadhi ist das einigende oder identische Bewußtsein.
Es bezeichnet die Erfahrung von Einheit oder Identität,
eine Erfahrung der Vereinigung.
In Samadhi, dem Zustand der Einheit,
identifiziert sich der Geist mit dem Meditationsziel.
Es ist ein überbewußter Zustand, in dem das Absolute
mit vollkomenem Verständnis und mit Freude erfahren wird.

Haridas Chaudhuri

Yoga läßt mich meinen 35jährigen Körper
jünger und stärker fühlen.
Ein Bedürfnis nach gesunder Nahrung entstand.
Das Kaffeetrinken hörte auf. Ich wurde fähig,
meine Kinder zu lassen, wie sie sind,
ihnen ihre eigene Existenz zu erlauben,
und dadurch kann ich auch mich selbst lassen, wie ich bin.
Einem Freund im Gefängnis kann ich positive Gedanken,
Einstellungen und Energien schicken.
Ich kann verschiedene spirituelle Werke lesen und zusammenfassen.
Das Christentum, von dem ich glaubte,
ich hätte es hinter mir gelassen,
entdecke ich neu als Teil von mir
und als eine Religion unter anderen.
Ich finde meine eigene Religion,
die sich auf Gottessuche und Gottesliebe gründet.

Aus dem Yoga-Seminar

Zunächst richten Sie Ihre Aufmerksamkeit auf Ihr Meditationsobjekt – Sie konzentrieren sich. Wenn Sie längere Zeit aufmerksam dabeibleiben können, ungefähr zweieinhalb Minuten, hören Sie auf, dem Objekt Bedeutung beizumessen. Das Ganze geschieht ohne Worte durch die einzigartige Gestalt Ihres Meditationsziels. Sie treten in den nonverbalen Dialog mit dem Gegenstand Ihrer Meditation – ein Kommunikationskreis entsteht.

Wenn Sie darin lang genug verweilen können – ungefähr 28 Minuten –, erreichen Sie ein Stadium, in dem Sie aufhören, sich selbst als getrennt wahrzunehmen. Sie verschmelzen mit Ihrem Meditationsobjekt. Das ist die Vereinigung mit dem Gegenstand, Samadhi. Es wird als niederes Samadhi bezeichnet, ich nenne es gern »kleines« Samadhi.

In einem weiteren Sinn ist Samadhi der Zustand der Einheit mit dem Absoluten. Es ist das letzte Ziel des Yoga – eines, das nur wenige erreicht haben und erreichen werden. Manche Menschen erfahren es für einen kurzen Augenblick. Das Ziel ist jedoch, Samadhi beständig zu erleben. Einigen indischen Heiligen wird dies nachgesagt, und auch einige Nicht-Inder scheinen es erreicht zu haben.

Es gibt kleine (oder niedere) Samadhis und große Samadhis. Kleine Samadhis tauchen meist kurz auf, oft als Folge der Meditation. Sie können aber auch während anderer Tätigkeiten auftreten. Wenn Sie aufhören, sich als getrenntes Selbst zu begreifen, werden Sie frei vom Ego. Hört das innere Geschwätz einmal kurz auf, erlebt man sich selbst als rein. Im allgemeinen geschieht das, wenn man lange genug im Kommunikationskreis verweilen kann. Für eine gewisse Zeit werden Sie und der Gegenstand der Meditation eins. Ob dies ein subjektives Erleben ist oder tatsächlich auf einer Existenzebene vor sich geht, soll uns jetzt nicht beschäftigen. Es scheint ein vereinigtes Bewußtseinsfeld zu geben, das sowohl den Menschen als auch den Meditationsgegenstand umfaßt.

An diesem Punkt erfährt man die Einheit. Diese Einigungserfahrung ähnelt dem großen Samadhi, jener andauernden Vereinigung mit dem kosmischen Bewußtsein. Gott, das All, das Absolute. Manche nennen es den Urgrund allen Seins. Benennen Sie es auf Ihre Weise. Wie auch immer es heißen mag, es ist das höchste Ziel im Yoga.

Es gibt zwei Arten von Samadhi (Mishra, 1990): Samprajnata Samadhi und Asamprajnata Samadhi. Samprajnata Samadhi entspricht in etwa dem kleinen Samadhi – Sammlung, Eingebung und Empfindung oder Dhrana, Dhyana und Samadhi. Es bezieht sich auf Erleuchtung oder den überbewußten Zustand des Geistes. »Der Körper ist vollkommen magnetisiert, die Sinne gehen in den Zustand von Yoga Nidra ein, der Geist ist erleuchtet, und das Selbst erwacht aus seinem langen Schlaf (Unwissenheit).« (Mishra, 1990, S. 197 f.) Körper und Geist sind eins. Der Körper wird fähig, die Spannungen der Ekstase auszuhalten. Ewige und göttliche Intuition sind voll entwickelt. Der Geist ist auf das Bewußtsein gerichtet und äußerst empfänglich für innere und äußere Realitäten. Die Einheit mit dem höchsten Bewußtsein ist erreicht. In diesem Zustand erkennen Sie Ihren Meditationsgegenstand nicht von außen, sondern sind mit ihm eins geworden. Gedanke und Objekt sind dasselbe.

Asamprajnata Samadhi bezieht sich auf die Transzendenz des Dualismus. Das nennt man Nirvana – es ist eins ohne das zweite. Es gibt keine Trennung mehr zwischen Selbst und Nichtselbst, Bewußtheit und Unbewußtheit. Es handelt sich um eine sehr positive Erfahrung. Erreicht der Geist diesen Zustand, kehrt er nicht mehr zum Normalbewußtsein zurück. Es gibt kein Selbst und kein Nichtselbst mehr. Dieser Zustand wird als allmächtig, allwissend, allgegenwärtig beschrieben. Es ist ein Zustand ewigen Friedens, ewigen Glücks oder ewiger Seligkeit.

Diesen Zustand erreicht man nicht mit äußeren Techniken. Er läßt sich allein durch die Kraft des Geistes erlangen. Nach

Mishra (1990, S. 205) »ist jede Seele ihrer Anlage nach göttlich und hat ewiges Sein, Wissen und Seligkeit als Möglichkeiten in sich«. Durch das unstete Wandern unseres Geistes haben wir unsere wahre Natur vergessen. Dieser Wissensverlust wird durch die Erfahrung von Asamprajnata aufgehoben; Allwissenheit, Allgegenwart und Allmacht kehren zurück.

Samadhi bezieht sich auf die evolutionäre Richtung der Menschheit. Jedes Leben geht mit einem Entwicklungsprozeß einher. Jedes Leben trägt zur Entwicklung der Persönlichkeit bei, jede Lebenszeit trägt zur nächsten bei.

Ein Aspekt, der im Yoga immer wieder betont wird, ist die Selbstverwirklichung. Nach Sri Aurobindo ist das höchste Ziel des Menschen die Verwirklichung des Selbst (Chaudhuri, 1978). Damit ist sowohl das Erkennen der Einzigartigkeit eines jeden Menschen gemeint als auch das Erkennen des Selbst. Dieses Erkennen des Selbst bezieht sich sowohl auf die Würdigung von als auch auf die Identifikation mit Brahman in uns, Atman genannt. Das Yoga-Konzept einer entwickelten Persönlichkeit entspricht den Anschauungen von Psychologen wie C.G. Jung, Abraham Maslow und anderen.

Samadhi ähnelt den Erleuchtungszuständen anderer mystischer Traditionen oder ist sogar mit diesen identisch. Das gilt für die Sufis, die Anhänger des Zen oder christliche Mystiker, wie die Heilige Teresa von Avila. Es handelt sich um entwickeltes Bewußtsein. In der Erkenntnis der wahren Natur der Wirklichkeit folgen die Mystiker Prinzipien, wie sie Evelyn Underhill (1973) beschrieb. Danach wird diese Ekstase durchlebt, um schließlich zum Dienst an der Welt in die Welt zurückzukehren.

Man sollte festhalten, daß Selbsterkenntnis und Erleuchtung allgemein menschliches Streben sind. Alle Weltreligionen und Philosophien weisen auf die verschiedenen Wege und Disziplinen hin, die zu diesem Ziel führen, und trotz aller Unterschiede geht es um das gleiche universelle Ziel.

Sufis in ihren ekstatischen Gesängen und Tänzen für Allah suchen letztendlich Samadhi. Ein erleuchteter Zen-Mönch, der weiterhin die weltlichen Aufgaben wie Wasserholen und Holzhacken erfüllt, hat Samadhi erreicht. Wenn das Bewußtsein des Heiligen Franziskus aus der eigenen Seele heraus sich mit allen Seelen der Welt und der Natur verbindet, alle Lebewesen einschließt, dann ist das Samadhi. Daher ist Samadhi nicht nur ein eigenartiger, exotischer Zustand, der allein dem Yoga vorbehalten ist, sondern etwas allgemein Verbindliches aller Menschen.

Ein Yogi, der dieses Erlebnis in seinem kleinen Rahmen hatte, kann weiterhin ein vollwertiges Mitglied der Gesellschaft sein. Erleuchtet kann man dann mit materiellen Besitztümern leben, ohne davon gefesselt zu sein. Wenn wir die materielle Welt als Ort unseres Dharma (unserer Lebensaufgabe) sehen, nutzen wir das, was da ist. Es bindet uns nicht mehr, sobald wir befreit sind. Es ist wundervoll, die Pein der Existenz zu transzendieren, um effizienter in der Welt zu arbeiten.

Zwei Dimensionen gibt es im Leben: die horizontale und die vertikale Dimension. Auf der horizontalen Ebene begegnen wir den Menschen im materiellen Bereich, sind voller Gefühle und leiden, lieben und erfreuen uns. In der vertikalen oder transzendenten Dimension geht es um das Bewußtsein menschlicher Existenz jenseits der persönlichen Dimension. Fühlt man sich zur vertikalen Dimension hingezogen, wird man versuchen, Schmerz und Leid hinter sich zu lassen. Ab einem gewissen Grad an Transzendenz ist man vom Leid der Existenz befreit, Friede und Ruhe kehren ein. Und man wird etwas vermissen – die Gesellschaft der anderen, die übliche Intensität. Man arbeitet nicht mehr so effektiv mit anderen zusammen, weil man nicht mehr auf die gleiche Weise wie sie empfinden kann. Schließlich wählt man dieses Leben wieder, um seine Aufgabe in der Welt zu erfüllen. Diese Entscheidung entspricht dem Haushälterstadium im Leben. Wenn dann der Alltag gemeistert wurde, die Arbeit in der Welt getan ist, kann man die Freuden der Transzendenz freier genießen. Zufrieden wird man sich nun von den intensiven Gefühlen und Schmerzen des menschlichen Daseins verabschieden können.

In der Zwischenzeit kann Ihnen ein kleines Samadhi die Erfahrung *dieser* Welt vertiefen. Sie werden das Eins-Sein mit Dingen erfahren, mit der Natur, mit Menschen, mit denen Sie tief verbunden sind. Die Samadhi-Erfahrung ermöglicht Ihnen eine Wissenserweiterung, so als ob Sie altes Wissen wieder erinnern. Das Samadhi-Erlebnis wird Ihre Empathie für andere verstärken. Die Liebe zu den anderen, zur Welt wächst. Die in uns schlummernde Energie wird geweckt. Die Egogrenzen werden verringert, das Gefühl der Einsamkeit in der Welt läßt nach. Die psychophysiologische Entspannung nimmt zu.

Physiologische Untersuchungen zu den subjektiven Erfahrungen des Samadhi-Erlebnisses gibt es bislang nicht. Einem außenstehenden Beobachter erscheint ein Mensch im Samadhi-Zustand verändert. Von Ramakrishna sagte man, er habe gestrahlt (Isherwood, 1970). Hat jemand ein kleines Samadhi erfahren, kann er oder sie danach darüber berichten. War es eine größere Erfahrung, ist man vollkommen verändert. Der Beitrag an die Welt besteht dann im Glanz des reinen Seins. Alle unter uns, die üben, können ein kleines Samadhi erfahren; das große Samadhi hingegen ist kostbar und rar. Es ist so, wie es sein soll; wir haben noch viel zu tun, bevor wir gehen.

Tau auf dem Lotus! – Geh auf, große Sonne!
Hebe mein Blatt, mische mich unter die Wellen.
Der Sonnenaufgang kommt!
Der Tautropfen vergeht in glänzender See!

Edwin Arnold

TEIL 4

Die Psychophysiologie des somatischen Yoga

11

Die Psychophysiologie des Yoga

Zauberwebstuhl. Millionen blitzender Webschiffchen
weben ein sich auflösendes Muster,
stets bedeutungsvoll, doch nie verweilend.

Sherrington

Ich habe versucht, Yoga-Praktiken so gut es geht
in mein Leben zu integrieren.
Morgens und abends versuche ich die Übungen zu machen,
manchmal auch noch zu anderen Tageszeiten.
Anfangs gelang es mir abends am besten.
Die Meditation dient mir zur Sammlung und Konzentration.
Sie hilft mir, klar zu bleiben.
Während des Tages benutze ich die OM-Zählweise,
um zu entspannen und damit alles leichter geht.
Geht es bei der Arbeit beispielsweise hektisch zu,
beruhigt mich das Zählen auf OM in Verbindung mit tiefem Atmen,
und so kann ich die Situation besser handhaben.
Wenn ich zu Fuß gehe, zähle ich OM, fahre ich mit dem Rad,
zähle ich OM. Für mich ist das wie meditieren.
Abends übe ich das tiefe Atmen.
Meine Gesundheit, mein Atem, meine Ernährung, Körper,
Geist und Seele sind mir viel bewußter geworden.

Aus dem Yoga-Seminar

Dieses Kapitel erkundet Struktur und Funktion des zentralen und des peripheren Nervensystems. Bei der Yoga-Somatik ist ein Verständnis dieser Systeme wichtig. Ein klares Bild der Funktionen erlaubt eine größere Achtsamkeit in der Yoga-Praxis. Das ist das Wesentliche am somatischen Yoga: die Yoga-Praxis wird mit sensorischem und sensomotorischem Bewußtsein verknüpft. Die Aufmerksamkeit für die physiologischen Wirkungen Ihres Übens ist sowohl das Ziel als auch das Ergebnis des somatischen Yoga. Aus diesem Grund ist es sinnvoll, dieses Kapitel zu lesen. Halten Sie beim Lesen von Zeit zu Zeit inne, und stellen Sie sich die strukturelle Organisation Ihres Körpers vor. Visualisieren Sie die Funktionen. Wenn Sie dann Ihre Yoga-Stellungen üben, rufen Sie sich die durch die Praxis stimulierten Funktionen wieder ins Gedächtnis. Auf diese Weise werden Sie Ihr Yoga verbessern.

Das Zentralnervensystem – Gehirn und Rückenmark – empfängt und sendet Botschaften. So sehr wir dies für gegeben halten, müssen wir uns doch eines klarmachen: die ein- und ausgehende Information ist für unser Wohlbefinden wichtig. Die Botschaften sind sowohl neural (nervlich) als auch nicht-neural. Neural bezieht sich hier auf die Tätigkeiten der Neuronen. Neuronen sind die grundlegenden Zellen des zentralen (und peripheren) Nervensystems. Neurale Botschaften werden über Neuronenketten weitergeleitet. Aus anderen Richtungen kommen die nicht-neuralen Impulse, die chemischer oder humoraler Natur sind (Körperflüssigkeiten betreffend). Die neuralen Signale ans Gehirn kommen von den Sinnesorganen, Augen, Ohren, Nase, Haut, und den Eingeweiden. Die humoralen Signale – Plasma-Bestandteile und -Charakteristika – sind Sauerstoff, Kohlendioxyd, Glukose, Temperatur und ähnliches. Ihre Yoga-Praxis liefert dem Gehirn Signale.

Da die Botschaften zum Gehirn neural und humoral sind, sind auch die vom Gehirn ausgehenden Signale neural und humoral. Neurale Botschaften sind unter anderem Signale an die Drüsen, an die glatte Muskulatur, Eingeweide (Därme, Schließmuskeln), Blutgefäße, Herz und Skelettmuskulatur. Humorale Signale umfassen Botschaften des Hypophysenvorderlappens an andere Drüsen. Durch die verschiedenen Yoga-Techniken wird das Gehirn immer wieder mit Eindrücken versorgt. Das Hirn wiederum schickt Signale (stimuliert durch Yoga) mit neuralen und humoralen Informationen an den Körper.

Interessant für die Wirkungen des Yoga sind auch die Forschungen zur Differenzierung der Funktionen der rechten und linken Gehirnhälfte. Worin unterscheiden sie sich? Die linke Hemisphäre ist für das Sprechen zuständig, und das trifft bei der Mehrheit der Bevölkerung zu. Die rechte Hemisphäre ist auf nichtverbale Fähigkeiten spezialisiert, doch sind auch abstrakte Fähigkeiten hier angesiedelt. Sie scheint ganzheitlicher ausgerichtet zu sein und steht im Yoga im Mittelpunkt. Durch die Förderung der rechten Gehirnhälfte wird ein Gleichgewicht zwischen beiden Hemisphären unterstützt. Dadurch können beide Gehirnhälften synchron arbeiten, was normalerweise im Alltag selten vorkommt. Indem die Dominanz der einen Hemisphäre über die andere aufgehoben wird, fördert diese Einigung größere Flexibilität.

Die Gehirnrinde läßt sich auch noch in Lappen unterteilen. Die Lappen, natürlich nicht vom Cortex getrennt, grenzen die einzelnen Funktionsbereiche voneinander ab. Den Vorderlappen werden Urteils- und Planungsvermögen zugesprochen sowie die Erfahrung des Selbst und das Verantwortungsgefühl. Die Schläfenlappen haben verschiedene Funktionen, unter anderem sind dort Träume und Gehör angesiedelt wie auch die Erinnerung. Die Scheitellappen erfassen das Körperbild, synchronisieren Sinneseindrücke und haben mit dem Wissen zu tun. Durch Yoga werden bestimmte Rindenbereiche angeregt und wiederum andere beruhigt.

Den Gehirnforschungen zufolge verfügt der Mensch über drei Hirnebenen: das Reptilienhirn, vom Hirnstamm bis zum Thalamus; das alte Gehirn, das wir mit anderen Tieren gemeinsam haben, das limbische System; und schließlich der Neocortex oder das neue Gehirn. Der Neocortex hat hauptsächlich hemmende

Funktionen. Yoga beruhigt den Cortex, die hemmenden Funktionen werden abgebaut, niedere Gehirnschichten funktionieren dadurch freier. Die Homöostase wird verbessert, motivierende Impulse fließen leichter durch den Organismus.

Neuronen und Gliazellen

Das Zentralnervensystem besteht aus Zellen: Neuronen und Gliazellen. Die Neuronen leiten elektrochemische Impulse durch das Nervensystem. Die Abb. 11.1 zeigt ihren Aufbau. Jedes Neuron besteht aus einem Zellkörper (Soma), Dendriten, die die Informationen von anderen Axonen der anderen Neuronen empfangen, einem Axon, das die elektrochemischen Botschaften zu anderen Neuronen und den Endknöpfchen, runden Schwellungen am Ende eines Axons, überträgt. Es gibt verschiedene Neuronenarten: multipolare, bipolare und unipolare. Während der Yoga-Praxis werden dem Nervensystem Sinnesreize übermittelt, die über elektrochemische Impulse durch die Neuronen geleitet werden.

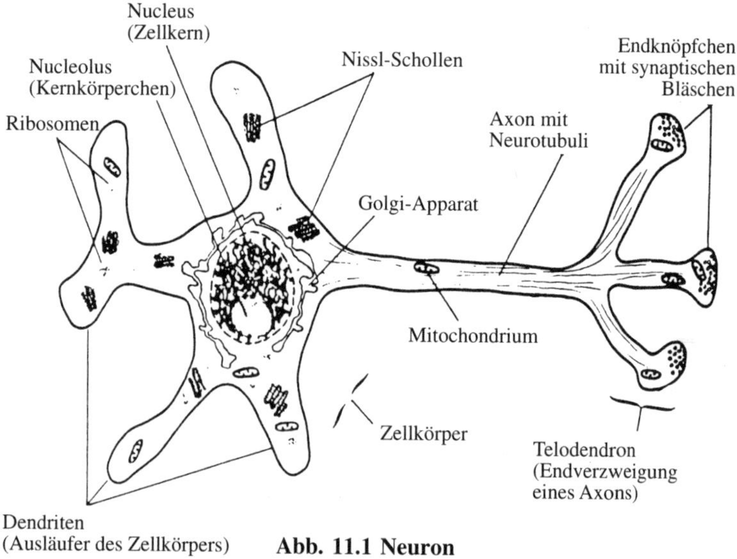

Abb. 11.1 Neuron

Eine andere Zellart des Nervensystems ist die Gliazelle. Sie unterstützt, trennt, isoliert und erhält die Neuronen. Zu den Gliazellen gehören Oligodendroglia, Astrozyten, Ependymzellen und Mikroglia. Die Astrozyten beziehungsweise Astroglia umhüllen die Kapillaren des Zentralnervensystems und sind Teil der Blut-Hirn-Schranke. (Der größte Teil der Blut-Hirn-Schranke besteht aus festen Verbindungen zwischen den Endothelzellen, die die Kapillaren des Gehirns begrenzen.) Sie erlauben nur Molekülen einer bestimmten Größe, von den Kapillaren zu den Zellen des Nervensystems zu gelangen, anderen jedoch nicht. Sie erfüllen verschiedene Aufgaben, wie Transport der Stoffwechselprodukte, Unterstützung und Versorgung sowie Abtransport der Reste toter Zellen. Die kleinsten Gliazellen, die Mikroglia, arbeiten mit den Astrozyten als Phagozyten (Freßzellen) zusammen. Die Phagozytose ist ein Prozeß, bei dem tote Zellen und anderer Abfall des Nervensystems verdaut wird. Die Oligodendroglia bildet das Myelin des Zentralnervensystems. Die Myelinhülle, eine von der Oligodendroglia produzierte Fettsubstanz, verbessert die Isolation der myelinisierten Axone. (Myelin isoliert die Axone voneinander und ermöglicht schnellere und effizientere elektrische Übertragungen.)

Signale werden über die efferenten Bahnen vom Zentralnervensystem zu den Effektoren des Körpers geleitet, das sind die Muskeln und die Drüsen. Von den Sinnesrezeptoren der Muskeln und Drüsen kehren Signale (über afferente Bahnen) zurück ins Zentralnervensystem, wo sie regulierend wirken. Ist man sich dieser Zusammenhänge bewußt, erleichtert dies die Yoga-Praxis, unabhängig davon, wie subtil die Signale sein mögen.

Treffen Reize aus der Umgebung oder aus dem Organismus auf die sensorischen Rezeptoren, werden schließlich auch die Neuronen aktiviert. Bei einer visuellen Meditation werden beispielsweise die Rezeptorzellen des visuellen Systems stimuliert. Ist das Signal stark genug, die Reizschwelle zu überschreiten, wird ein Aktionspotential freigesetzt. Das Aktionspotential ist ein elektrischer Impuls, der die Grundlage für die Leitung der Informationen über die Axone bildet: das heißt, kurze Veränderungen in der Membrandurchlässigkeit für Natrium und Kalium. Das Neuron feuert. Ist das Aktionspotential geweckt, wird es dem Axon in der Form von Alles oder Nichts übermittelt. Die Alles-oder-Nichts-Leitung ist nicht verringerbar und geschieht in den myelinisierten Axonen. Sie springt von einem Ranvier-Schnürring zum anderen, und wo es kein Myelin gibt, geschieht die elektrische Leitung passiv. Die passive (oder Kabel-) Möglichkeit nimmt während der Weitergabe an Stärke ab.

Neurale Kommunikation

Synapsen sind die Verbindungen zwischen den Endknöpfchen der Axonverzweigungen einer Zelle und – zumeist – der Membran des Zellkörpers oder Dendriten einer anderen. Synaptische Übertragung nennt man die Informationsweitergabe von den Endpunkten der Axone zum nächsten Neuron. Hier werden Signale übermittelt, und zwar nur in einer Richtung. Zur synaptischen Übertragung schütten die Endpunkte eine Transmittersubstanz aus, deren Rohmaterial im Zellkörper des Neurons gebildet wird. Drei Schritte braucht es dazu: Produktion, Ausschüttung und Deaktivierung der Transmittersubstanz. Letzteres ist ein wichtiger Aspekt des Zyklus. Werden neurale Verbindungen an den Synapsen geschaffen und nicht wieder aufgelöst, wird das Verhalten unverändert fortgesetzt. Die synaptischen Bläschen mit der Transmittersubstanz wandern zur präsynaptischen Membran, binden sich daran und öffnen sich in den synaptischen Spalt. Dann wird die Bläschenmembran wieder aufgebaut. Schließlich wird das postsynaptische Potential durch Deaktivierung der Transmittersubstanz und Wiederaufnahme in die Endknöpfchen beendet.

Postsynaptische Potentiale stellen die Reaktion der Empfängerzellen auf die Transmittersubstanz der synaptischen Endknöpfchen dar. In diesem Prozeß werden hemmende und erregende postsynaptische Potentiale integriert, um die Feuerungsrate des Neurons zu kontrollieren. Dabei entscheidet das Neuron, ob es ein Aktionspotential zu den Axonen schickt oder nicht. Die physiologischen Erfahrungen während der Yoga-Übungen tragen zu postsynaptischen Potentialen bei.

Transmittersubstanzen

Es gibt viele Transmittersubstanzen. Mindestens 40 bis 50 wurden bisher identifiziert (Garoutte, 1988). Transmittersubstanzen lösen je nach Synapse zwei allgemeine Wirkungen aus: Sie regen an oder hemmen. Die erregenden postsynaptischen Potentiale (EPSP) depolarisieren die Membran, die hemmenden oder inhibitorischen postsynaptischen Potentiale (IPSP) hyperpolarisieren die Membran. Depolarisierung vergrößert die Wahrscheinlichkeit, daß das Neuron feuert, Hyperpolarisation verringert diese Wahrscheinlichkeit. Während Ihrer Yoga-Übungen werden Sie erregende und hemmende postsynaptische Potentiale produzieren. Einige Teile des Hirns werden mehr erregt und andere mehr gehemmt.

Zu den verbreitetsten Neurotransmittern gehören Acetylcholin, Norepinephrin, Dopamin, Serotonin und Glutaminsäure. Acetylcholin (ACh) findet sich an den neuromuskulären Verbindungen, den Ganglien des autonomen Nervensystems und den postganglionären Neuronen, die die Zielorgane des parasympathischen Nervensystems beeinflussen. Je nach Synapse kann Acetylcholin erregen oder hemmen. Norepinephrin (NE) hemmt die Neuronen des Zentralnervensystems, auf die Zielorgane des Sympathikus wirkt es erregend. Dopamin (DA) scheint hemmend zu sein. Als hemmende Transmittersubstanz finden wir Serotonin-5-HT oder 5-Hydroxytryptamin. Glutaminsäure scheint der hauptsächliche erregende Transmitter im Gehirn zu sein. Die offensichtlich hemmende GABA oder Gamma-Amino-Buttersäure befindet sich im Rückenmark. Glyzin ist ein hemmender Transmitter des Rückenmarks und der unteren Teile des Gehirns. Als Neurotransmitter vermutet man außerdem Taurin und Asparaginsäure sowie Serin. Sie gelten als erregende Aminosäuren. Schließlich gibt es eine sogenannte Substanz P, die mit der Wahrnehmung von Schmerzen assoziiert wird.

Chronische Depression scheint mit verminderter Aktivität der noradrenergen und/oder serotonergen Neuronen zusammenzuhängen. Bei erhöhter noradrenerger Aktivität entstehen manische Zustände. Die innere Ruhe, die durch Yoga erreicht wird, weist auf ein ausgeglichenes parasympathisches System und daran beteiligte Neurotransmittersubstanzen, besonders Acetylcholin, hin.

Struktur des Nervensystems

Das zentrale Nervensystem besteht, wie bereits erwähnt, aus dem Gehirn und dem Rückenmark. Das periphere Nervensystem – Spinalnerven, periphere Ganglien und Hirnnerven – umfaßt alle Nerven außerhalb des Zentralnervensystems. Yoga stimuliert beide Nervensysteme.

Gehirn

Das Gehirn ist von der Hirn- und Rückenmarksflüssigkeit umhüllt. Diese Flüssigkeit ist klar und ähnelt dem Blutplasma. Sie füllt das Ventrikelsystem des Gehirns und des Rückenmarkkanals. Während anstrengender Yoga-Übungen wird Ihr Gehirn in den verschiedenen Haltungen von ihr geschützt.

Das Gehirn wird von zwei größeren Arterienströmen mit Blut versorgt – den Wirbelschlagadern und den inneren Kopfschlagadern. Die Wirbelarterie versorgt mit ihren Verzweigungen die hinteren Regionen, die kaudalen Bereiche des Gehirns und des Rückenmarks. Die inneren Kopfschlagadern versorgen die rostralen (zum vorderen Körperende hin gelegenen) Teile des Gehirns. Bei einem Schlaganfall mit Aphasie sind die inneren Kopfschlagadern betroffen, die die Sprachregion oder das Broca-Zentrum in der linken Gehirnhälfte versorgen. Die jüngsten Untersuchungen über Veränderungen im lokalen Blutzufluß und bei der Glukoseaufnahme zeigen die Wirkungen verschiedener Aktivitäten im Cortex. Von künftigen Forschungen kann man Informationen über die Bestätigung der Wirksamkeit somatischen Yogas erwarten.

Gehirnbereiche

Zum Vorderhirn gehört das Telenzephalon oder Endhirn. In diesem Bereich finden wir drei Strukturen – die Gehirnrinde (Abb. 11.2), die Basalganglien (Abb. 11.3) und das limbische System (Abb. 11.4). Basalganglien und limbisches System – subkortikale Bereiche – liegen unter dem Cortex. Ein weiterer Bestandteil des Vorderhirns ist das Zwischenhirn oder Dienzephalon, zu dem Thalamus und Hypothalamus gehören.

Die äußerste Schicht des Gehirns ist die Gehirnrinde (oder Cortex). Diese besteht aus Neuronenzellkörpern, die graue Substanz genannt werden, denn es fehlt die weiße Myelinhülle, die die Axone der Neuronen umschließt. Schaut man sich die Gehirnrinde genauer an, sieht man die Gyri und Sulci. Gyri sind Windungen oder Falten des Hirns, Furchen werden Sulci genannt, größere Einschnitte Fissuren.

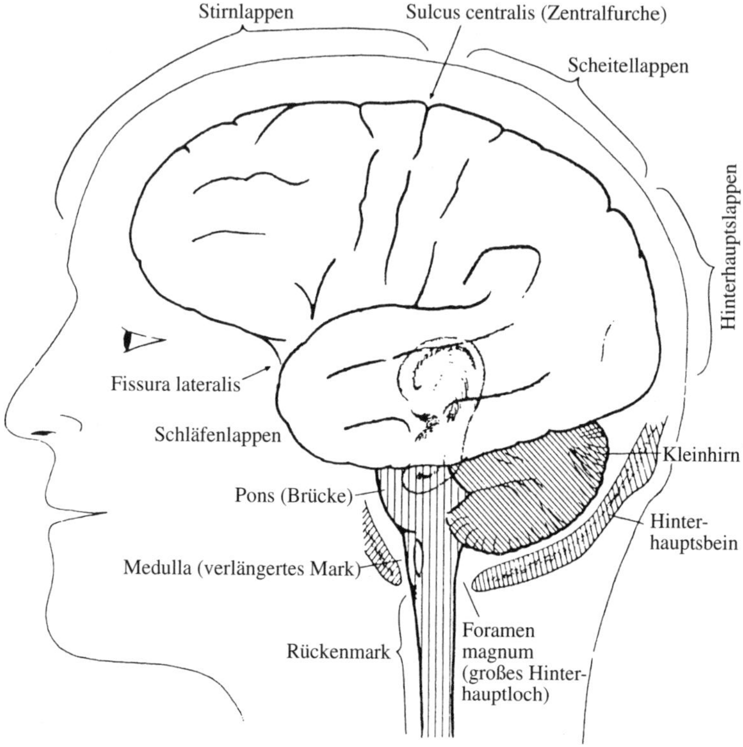

Abb. 11.2: Gehirnrinde

Die Gehirnhemisphären lassen sich in fünf Lappen unterteilen. So deutlich sie auch unterschieden werden können, sind sie doch mit den anderen Teilen des Gehirns verbunden. Die Lappen heißen Stirn- (Frontal-), Scheitel- (Parietal-), Schläfen- (Temporal-), Hinterhaupts- (Okzipital-) und limbischer Lappen. Der limbische Lappen fällt weniger auf, da er sich an der mittleren inneren Oberfläche einer jeden Hemisphäre befindet; er wird auch Palaeocortex genannt. Später wollen wir Teile des limbischen Systems genauer betrachten. Der Cortex hat hauptsächlich hemmende Funktionen. Unerwünschte Verhaltensweisen können beispielsweise abgestellt werden, um erwünschtes Verhalten hervorzurufen; mit Yoga entwickeln Sie neue hemmende Regelkreise zur besseren Verhaltenskontrolle. Das Corpus callosum (Abb. 11.5) stellt die größte Verbindung oder Brücke im Hirn dar. Ein Faserbündel verbindet ähnliche Regionen auf beiden Seiten des Gehirns. Beim Yoga, und da besonders bei beidseitigen Übungen, werden Signale über den Balken, also das Corpus callosum, gesendet.

Der sensorische Bereich des Cortex (Abb. 11.6) umfaßt die primären Bereiche für Sinneseindrücke: Hören, Sehen und Somatosensorik, wie Berührung, Druck, Temperatur und Geschmack. In Kapitel 13 werden wir uns dem Einfluß der Konzentrationsübungen auf diese Bereiche des Cortex zuwenden. Der sensorische Cortex ist ein Rindenbereich, der primär durch die Sinne angeregt wird. Der motorische Cortex am präzentralen Gyrus enthält eine große Anzahl motorischer Neuronen (s. Kapitel 12).

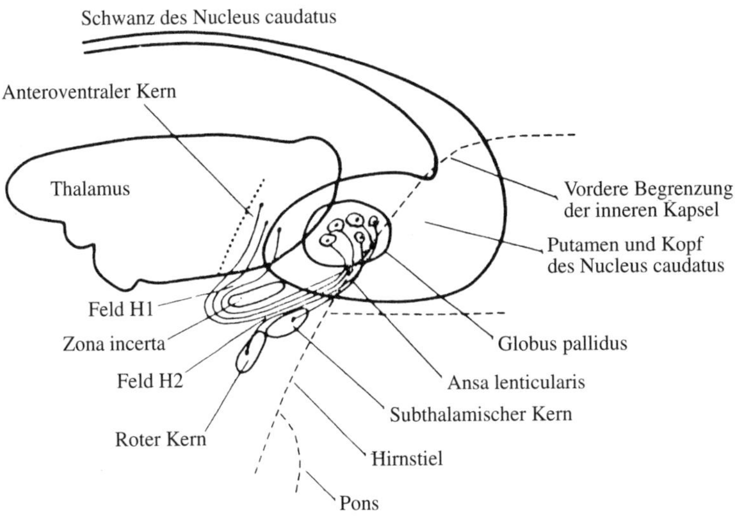

Abb. 11.3: Basalganglien

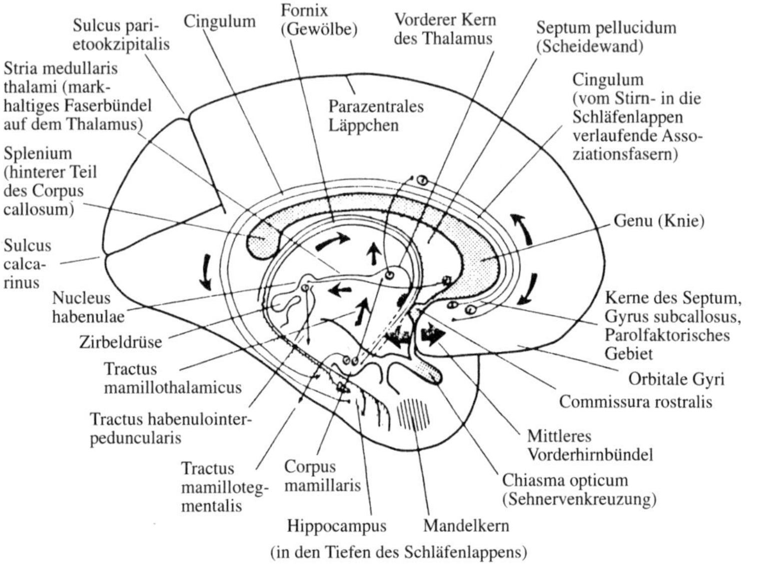

Abb. 11.4: Limbisches System

Das Broca-Zentrum liegt im vorderen Cortex, an der Basis des linken präzentralen Gyrus. Es ist unerläßlich für das Sprechen. Die Assoziationsfelder bringen die Sinneseindrücke mit der Bedeutung zusammen. Beim Singen und beim Wiederholen von Mantras ist dieser Bereich aktiv.

Das limbische System (Abb. 11.4) umfaßt verschiedene Gehirnbereiche, wie den vorderen Thalamus, den Mandelkern, den Hippocampus, den limbischen Cortex sowie Teile des Hypothalamus. Außerdem gehören dazu feine Faserbündel, die die verschiedenen Teile verbinden. Das limbische System ist für Emotionen und motivierendes Verhalten zuständig; es wird auch mit dem Gedächtnis in Verbindung gebracht.

Der Hippocampus befindet sich im Schläfenlappen des Vorderhirns. Man schreibt ihm zwei Funktionen zu: Lernen und Erinnern. Mit Mandelkern bezeichnet man einen Kernbereich an der Basis des Schläfenlappens. Der Mandelkern wird mit Ag-

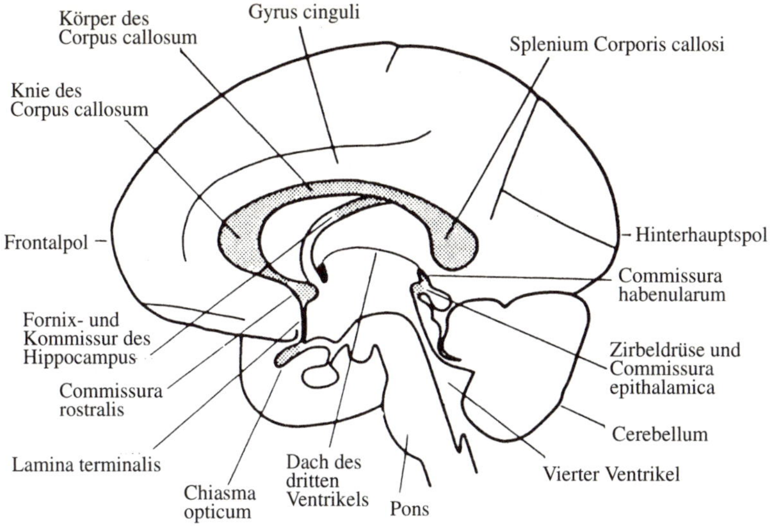

Abb. 11.5: Corpus callosum

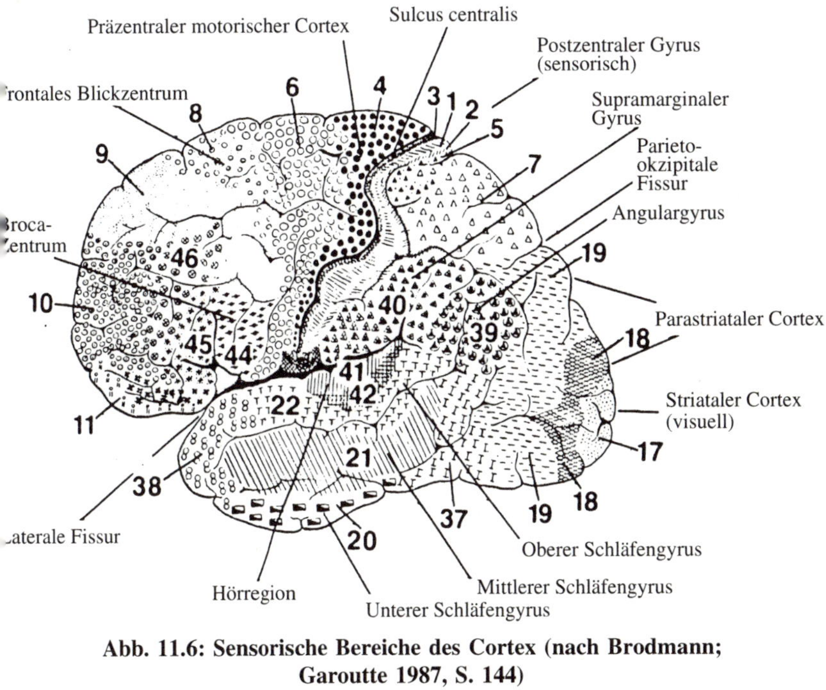

Abb. 11.6: Sensorische Bereiche des Cortex (nach Brodmann; Garoutte 1987, S. 144)

gression in Verbindung gebracht. Als Septum oder Scheidewand wird der Teil des limbischen Systems bezeichnet, der sich zwischen den Wänden der vorderen Bereiche der lateralen Ventrikel befindet. Das Septum kontrolliert den Mandelkern und reduziert Aggressionen. Der vordere Thalamus besteht aus drei Thalamuskernen, die Fasern von den Corpora mamillaria aufnehmen. Von dort aus gehen Fasern zum Gyrus cinguli. Der Corpus mamillaris befindet sich am hinteren Ende des Hypothalamus und enthält mediale und laterale Kerne.

Wie beeinflußt Yoga das limbische System? Diese Wirkungen werden eher indirekt erfahren. Vielleicht stellen Sie Gefühlsveränderungen, wie größere Ruhe, weniger Sorgen oder einfach angenehme Empfindungen fest. Vielleicht entdecken Sie auch Veränderungen in Ihren Motivationen, beispielsweise beim Essen oder bei der Arbeit. Lernen oder erinnern fällt möglicherweise leichter. All das weist darauf hin, daß das limbische System beeinflußt wurde.

Die Basalganglien (Abb. 11.3), zusammen mit dem Mandelkern, dem Globus pallidus und dem Neostriatum (Nucleus caudatus und Putamen), sind für die motorische Kontrolle zuständig, aber auch für Gefühle. Beim Yoga werden verschiedene Teile der Basalganglien unterschiedlich genutzt. So hat der Nucleus caudatus beispielsweise mit dem Bremsen einer Bewegung zu tun. Wenn wir also in einer Yoga-Position verweilen, ist sehr wahrscheinlich dieser Nucleus daran beteiligt.

Der Thalamus besteht aus zwei Lappen, die durch die Adhaesio interthalamica verbunden sind. Die im Thalamus befindlichen Neuronen reichen mit ihren Ausläufern in verschiedene Gehirnteile. Diese Neuroaxone sind efferente (herausleitende) Verbindungen zwischen Neuronen in einem Teil des Gehirns und anderen Neuronen in einem anderen Teil. Aus den Zellkörpern in einer Hirnregion reichen Axone als Projektionsfasern in andere Bereiche. Synaptisch verbinden sie sich mit anderen

Neuronen in bestimmten Gehirnregionen. Die Informationen an das Zentralnervensystem durch Yoga werden zuerst zu den entsprechenden Kernen des Thalamus geleitet, bevor sie an den jeweiligen Cortex weitergegeben werden.

Der Hypothalamus (Abb. 11.7) erfüllt fünf Funktionen (Garoutte, 1988):

1. Kontrolle der Wasseraufnahme und -ausscheidung
2. Kontrolle der Körpertemperatur
3. Kontrolle der Fortpflanzungsfunktionen sowie der sekundären Geschlechtsmerkmale
4. Kontrolle von Nahrungsaufnahme, Verdauung und Appetit
5. Kontrolle der Tag- und Nachtrhythmen

Der Hypothalamus – außerordentlich bedeutend für die Homöostase – kontrolliert das autonome Nervensystem. Er hat mit der Reflexintegration zu tun und kontrolliert nicht nur das endokrine System, sondern organisiert auch das Verhalten, das für das Überleben der Spezies notwendig ist. Durch einen Stiel ist die Hypophyse (Hirnanhangdrüse) mit dem Hypothalamus verbunden.

Der zweitgrößte Teil des Gehirns unterhalb des Diencephalons (Zwischenhirn) ist das Mesencephalon oder Mittelhirn. Dazu gehören Hirnbereiche wie das Tectum (Dach) und das Tegmentum (Decke). Das Tectum besteht aus unteren und oberen Colliculi (Hügelchen). Das Tegmentum ist der Teil des Mittelhirns, der sich unter dem Tectum befindet. Es enthält den roten Kern und die Kerne verschiedener Hirnnerven. Einige der Sehübungen sowie ähnliche Yoga-Praktiken stimulieren die oberen und unteren Colliculi.

An dem älteren Begriff Corpora quadrigemina – Körper der vier Zwillinge – ist ersichtlich, daß es im Tectum vier Wölbungen gibt. Die oberen Colliculi sind Ausstülpungen des Mittelhirns; sie gehören zu unserem visuellen System, und zwar zu den Resten

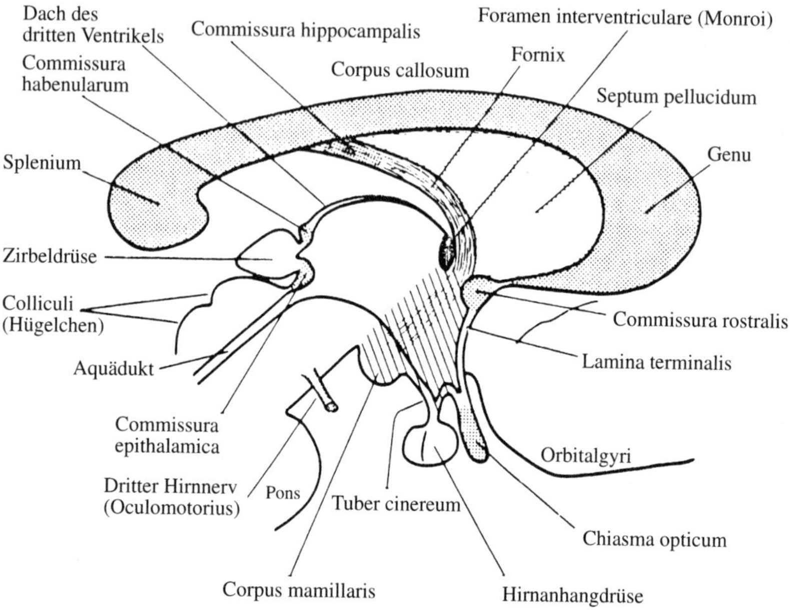

Abb. 11.7: Hypothalamus (Diagonalschraffur)

der primitiven Sehregion. Auch die unteren Colliculi sind Vorwölbungen des Mittelhirns; sie übermitteln Hörinformationen zum Corpus geniculatum mediale.

Die Hirnanhangdrüse wird auch als Meisterdrüse des Körpers bezeichnet. Sie befindet sich an der Basis des Gehirns in einer Knochenhöhle und besteht aus zwei Bereichen: dem Hypophysenvorderlappen (Adenohypophyse) und dem Hypophysenhinterlappen (Neurohypophyse). Ersterer schüttet als Reaktion auf die Hormone des Hypothalamus seine Hormone aus, der zweite Oxytocin oder antidiuretisches Hormon als Reaktion auf die Stimulierung durch Nervenreize. Da die Hypothalamusaktivitäten durch Yoga beeinflußt werden, verändern sich auch entsprechend die Vorgänge in der Hirnanhangdrüse.

Das Tegmentum umfaßt einen Teil der Formatio reticularis, den roten Kern und die schwarze Substanz. Die Formatio reticularis ist ein großes Netzwerk neuralen Gewebes und befindet sich im Hirnstamm, der von der Medulla zum Diencephalon reicht. Der rote Kern und die schwarze Substanz sind Bestandteil des extrapyramidalen motorischen Systems. Die schwarze Substanz ist der Teil der Brücke (Pons), der bei einer histologischen Untersuchung schwarz aufscheint. Yoga stimuliert alle Sinne und schickt daher Impulse ins Retikularsystem, um Erregung und Wachheit zu steuern.

Der dritte größere Bereich des Gehirns ist das Rautenhirn. Das Rautenhirn wird weiter unterteilt in das Metencephalon und das Myelencephalon. Zum Metencephalon gehören Cerebellum (Kleinhirn) und Pons. Das Myelencephalon, der kaudale Bereich des Gehirns, besteht hauptsächlich aus der Medulla oblongata.

Das Cerebellum ähnelt einem verkleinerten Großhirn. Worin ähneln sich die beiden? Es hat eine äußere Schicht, die Kleinhirnrinde, in die seine tiefen Kerne reichen; die Kleinhirnstiele verbinden es mit dem Gehirn. Diese Stiele (oberer, mittlerer und unterer) bestehen aus Bündeln weißer Substanz. Sie verbinden das Cerebellum mit dem Hirnstamm. Bei allen weichen Bewegungen im Yoga ist das Cerebellum beteiligt.

Die Brücke liegt rostral zur Medulla und kaudal zum Mittelhirn. Der am meisten kaudal gelegene Bereich, das Myelencephalon, umfaßt das retikuläre Aktivierungssystem und einige Kerne. Es schließt auch die Medulla oblongata (oder Medulla) ein. Zu den Funktionen der Medulla gehören die Steuerung des kardiovaskulären Systems, der Atmung, des Tonus der Skelettmuskeln und einiger Hirnnervennuclei. All diese Funktionen werden durch Yoga beeinflußt.

Nachdem wir den Einfluß von Yoga-Übungen auf das Zentralnervensystem betrachtet haben, gehen wir nun zu dessen Einfluß auf das periphere Nervensystem über.

12
Asanas: So wirken sie

Die Haltung (Asana) sollte fest und angenehm sein.

Patanjali

Yoga hat mir sehr geholfen,
mit meinem Körper wieder in Kontakt zu kommen.
Ich bin sicher, daß das, was ich in diesem Seminar gelernt habe,
mich mein ganzes Leben lang begleiten wird.
Ich suche täglich einen ruhigen Ort auf,
an dem ich Yoga üben kann.
Ich hatte Träume, die mit diesem Seminar zu tun hatten,
und gerade heute morgen träumte ich,
wie ich der Dozentin die Hände gab und ihr für all das dankte,
was sie uns gelehrt hat.

Aus dem Yoga-Seminar

Asanas oder Haltungen (statische Übungen) bezeichnen eine Reihe von Körperstellungen, die man einige Sekunden oder mehrere Minuten hält. Wozu? Durch die harmonisch ausgewogenen, ruhigen Stellungen werden verschiedene Bereiche im Körper sowie im Gehirn stimuliert. In diesem Kapitel werden wir die Wirkung der Asanas auf das sensomotorische und verwandte Systeme untersuchen. Dieses Hintergrundwissen ist für die Übungspraxis im somatischen Yoga sehr hilfreich.

Die Haltungen (viele sind nach Tieren oder Dingen benannt) dienen auch als Verhaltenserinnerungen. Drei grundlegende Wirkungen zeichnen die Haltungen aus: Entspannung, Belebung und Harmonisierung der Körpersysteme. Sie unterstützen außerdem die Meditation sowie die körperliche Fitneß. Im Hatha Yoga stehen die Körperübungen im Zentrum, im Raja Yoga werden die Stellungen zur Meditation genutzt oder bereiten auf diese vor. Diese Unterscheidung wird irgendwann irrelevant, da beide Vorgehensweisen zum gleichen Ziel führen. Hat man all die verschiedenen Übungen ausgeschöpft, gibt es ein Ergebnis: die Vereinigung.

In Kapitel 5 wurden die Grundübungen vorgestellt. Lassen Sie uns nun betrachten, was im Körper passiert, wenn wir sie ausführen. Dadurch können Sie aufmerksam die Prozesse in Ihrem Körper während der Übungen mitverfolgen. Wir werden das Rückenmark, die Rückenmarksnerven und das sensomotorische System sowohl ihrer Struktur, als auch ihrer Funktion nach untersuchen. Damit Sie die Information bestmöglich nutzen können, sollten Sie folgendermaßen vorgehen:

1. Lesen Sie den Text, und schauen Sie dann die Abbildung an.
2. Betrachten Sie jedes Bild ungefähr zehn Sekunden lang.
3. Schließen Sie Ihre Augen für zehn Sekunden, und lassen Sie das Bild vor Ihrem inneren Auge entstehen.
4. Stellen Sie sich die Struktur eines bestimmten Körperteils vor (zum Beispiel die Armmuskeln).
5. Stellen Sie sich vor, was innerlich geschieht, während Sie diesen Körperteil aktivieren (zum Beispiel Arm heben).

Bei dieser Vorgehensweise müssen Sie nicht allzu genau sein. Entwickeln Sie eher ein Gefühl dafür; Ihr Soma wird den Rest übernehmen. Später werden Sie während Ihrer Übungen den gleichen Prozeß anwenden.

Rückenmark

Wie bereits in Kapitel 11 dargestellt, ist das Rückenmark (Abb. 12.1) Teil des Zentralnervensystems. Das Rückenmark besteht aus auf- und absteigenden Axonen sowie Zellkörpern der Neuronen. Die 24 Wirbel der Wirbelsäule schützen es. Das Rükkenmark dient als Bahn für die Fasern zu den Effektoren des Körpers (Drüsen und Muskeln), außerdem empfängt es somatosensorische Informationen, die zum Gehirn zurückkehren. Während der Yoga-Übungen werden Botschaften das Rückenmark hinauf- und hinuntergeleitet.

Es gibt acht Halsnerven, zwölf Brustnerven, fünf Lenden-, fünf Kreuzbeinnerven und einen Nerv, der vom Steißbein ausgeht. Kreuz- und Steißbeinwirbel sind fest miteinander verbunden. Die Rückenmarkwurzeln sind Axonbündel. Die von Bindegewebe umgegebenen Spinalwurzeln treten paarweise auf und verbinden sich zu einem Spinalnerv. Über das Rückenmark hinausgehend und in die unteren Extremitäten hineinreichend finden wir die Cauda equina oder den »Pferdeschweif«, der aus Spinalnerven besteht. In den Dorsalwurzeln des Rückenmarks finden sich afferente (zuführende) Fasern, diese sind sensorisch. Die Ventralwurzeln enthalten efferente (herausleitende) Fasern, diese haben mit motorischen Funktionen zu tun. Die Spinalnerven schicken die Signale, die durch Yoga-Übungen ausgelöst werden, zu Ihrem Rückenmark und Ihrem Gehirn und zurück.

Die Interkostalnerven (zwischen den Rippen) verlaufen parallel zu den Interkostalarterien und -venen. Hier handelt es sich um Nervengeflechte (Plexus) – das sind Netzwerke verschiedener Nerven an mehreren Stellen des Körpers. Die Spinalnerven verbinden und trennen sich dann wieder. Nervengeflechte werden mit den Chakren im Yoga in Verbindung gebracht.

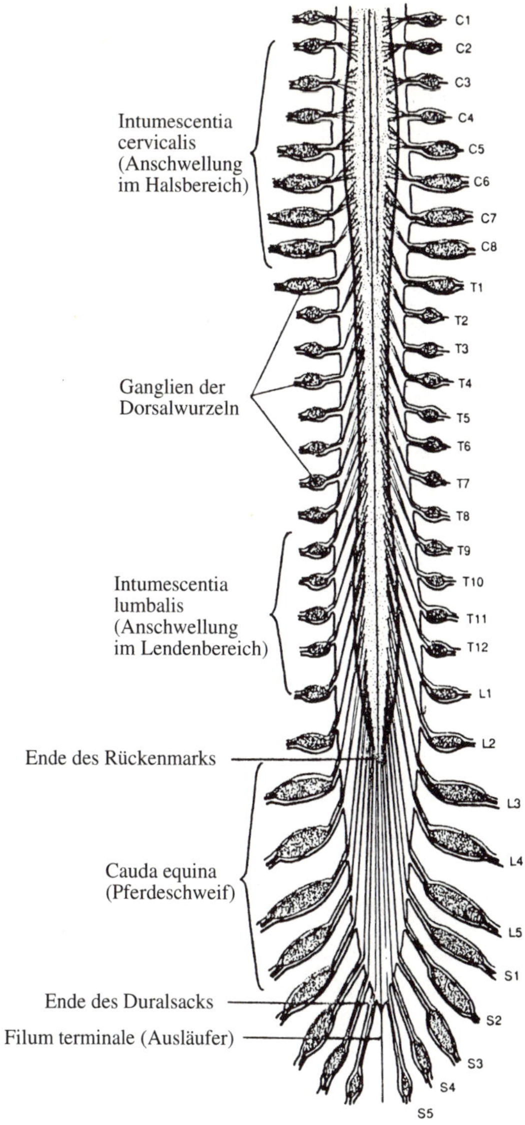

Abb. 12.1: Rückenmark

Muskeln

Säugetiere (dazu gehören natürlich auch die Menschen) verfügen über drei verschiedene Muskelarten. Da gibt es die Skelettmuskulatur (quergestreift), die glatte Muskulatur (ungestreift) sowie den Herzmuskel. Wie wir später sehen werden, wirkt sich Yoga auf alle drei Arten von Muskeln aus.

Es gibt zweierlei glatte Muskulatur, die unwillkürlich funktioniert; die eine besteht aus mehreren Einheiten, die andere aus einer. Erstere finden wir in den größeren Arterien, um die Haarfollikel und im Auge, wo sie Linsenanpassung und Pupillenerweiterung reguliert. Sonst ist sie nirgends zu finden. Diese Muskeln sind normalerweise inaktiv, sie reagieren nur auf Nervenreize oder bestimmte Hormone. Sie ziehen sich zusammen, wenn der Sympathikus auf Streß reagiert. Durch Yoga kann man die Signale des Sympathikus an diese Muskeln verringern. Dadurch gelangt der Blutstrom vermehrt in die Peripherie, und Entspannung wird eingeleitet.

Der Herzmuskel ähnelt der quergestreiften Muskulatur. Mit seinem automatischen, rhythmischen Puls agiert er wie ein einfaseriger, glatter Muskel. Der Herzschlag wird durch Nervenimpulse sowie bestimmte Hormone reguliert. Es gibt einen Schrittmacher, der aus einer Zellgruppe besteht. Bei ausreichender Innervierung, angemessener Nahrung und genügend Sauerstoff zieht sich der Herzmuskel rhythmisch zusammen. Yoga verlangsamt den Herzschlag und stabilisiert das Herz.

Die quergestreiften Skelettmuskeln sind mit den Knochen verbunden, wodurch diese in Relation zueinander bewegt werden können. Starke Bindegewebsbänder, die Sehnen, befestigen die Muskeln an den Knochen.

Wir können zwei Arten von Skelettmuskeln unterscheiden: die Flexoren und die Extensoren. Beide haben nur eine Funktion, die des Zusammenziehens. Die Flexoren bringen die Gliedmaßen durch Zusammenziehen zum Körper heran, die Extensoren bewegen die Gliedmaßen durch Zusammenziehen vom Körper weg. Die Extensoren sind gewissermaßen Antischwerkraftmuskeln. Indem sie der Gravitation entgegenwirken, helfen sie uns beim Aufrichten.

Yoga wirkt auf alle drei Muskelarten. Je länger Sie Yoga üben, um so mehr wird die glatte Muskulatur beeinflußt, was zu einem ausgeglichenen Parasympathikus führt. Zu den Yoga-Praktiken gehören Meditation, Pratyahara und Pranayama, und von diesen Techniken wird der Herzmuskel ähnlich beeinflußt. Beide Arten der glatten Muskulatur werden durch Veränderungen im autonomen Nervensystem angesprochen.

Von besonderer Bedeutung ist die Wirkung von Yoga auf die Skelettmuskulatur oder das somatische Nervensystem. Die Asanas stimulieren die Kontraktionen der Skelettmuskeln, sowohl der Flexoren als auch der Extensoren. Betrachten wir nun die Anatomie der Skelettmuskulatur.

Anatomie der Skelettmuskulatur

Wir unterscheiden zwei Arten von Muskelfasern: extra- und intrafusale. Extrafusale Muskelfasern ziehen sich je nach Kraft des Muskels zusammen. Klein und parallel zu den extrafusalen Muskelfasern verlaufen die intrafusalen. Als Dehnungsrezeptoren registrieren sie die Muskellänge. Afferente Nervenenden sind mit der Kapsel der intrafusalen Muskelfaser verbunden. Intrafusale Muskelfasern finden wir in den Muskelspindeln. Muskelspindeln sind mechanische Rezeptoren: Sie reagieren auf die Kräfte, die auf die Enden der intrafusalen Muskelfasern einwirken. Bei den Yoga-Übungen werden verschiedene Muskeln gestreckt und dadurch die mechanischen Rezeptoren stimuliert.

Zur motorischen Einheit gehören ein niederes motorisches Neuron sowie die dazugehörigen Muskelfasern. Verfolgen wir seinen Weg und schließen die funktionalen Verbindungen ein, dann gehören auch das Alphamotoneuron mit seinem Axon und entsprechenden extrafusalen Muskelfasern zur motorischen Einheit. Das Ganze ist eine funktionale Einheit. Während der Asanas werden verschiedene motorische Einheiten angesprochen, die einzelne Muskelfasern zur Kontraktion veranlassen.

Neuromuskuläre Verbindungen

Als neuromuskuläre Verbindung bezeichnen wir die Synapse zwischen den Endknöpfchen eines Axons und der Muskelfaser. Auf der Oberfläche der Muskelfasern befindet sich ein bestimmter Bereich, die motorische Endplatte. Die Synapse des efferenten Axons liegt da, wo die Endknöpfchen mit der Muskelfaser zusammentreffen. Feuert ein Axon, wird das Endplattenpotential aktiviert, die Endknöpfchen schütten Acetylcholin aus. Durch das Acetylcholin wird die postsynaptische Membran depolarisiert (Endplattenpotential, EPP). EPP ist größer als das ähnliche erregende postsynaptische Potential (EPSP) im Zentralnervensystem. Wichtig ist: Das EPP veranlaßt einen gesunden Muskel stets zur Kontraktion.

Das niedere motorische Neuron findet sich an drei Stellen: am Seitenhorn, am Vorderhorn der grauen Substanz des Rükkenmarks und in einem der motorischen Kerne der Hirnnerven. Sein Axon stellt eine synaptische Verbindung mit den Muskelfasern her, auf die es trifft. Während der Yoga-Übungen laufen Impulse durch das niedere motorische Neuron, um die Ausschüttung von Acetylcholin aus den Endknöpfchen und damit das Endplattenpotential zu veranlassen.

Muskelkontraktion

Die durchschnittliche Feuerungsrate der verschiedenen motorischen Einheiten bestimmt die Stärke der Muskelkontraktion. Dehnungsrezeptoren – Muskelspindeln und sensorische Endigungen – reagieren auf Muskeldehnung (Abb. 12.2). Sie laufen parallel zu den extrafusalen Muskeln. Dehnungsrezeptoren werden durch ein Signal aktiviert: Muskelstreckung; sie zeigen also auch die Muskellänge an.

Die Golgi-Sehnenorgane befinden sich an der Verbindung von Sehne und Muskel. Sie enthalten Dehnungsrezeptoren (reagieren also auf Strecken) und zeigen die Dehnung durch die Feuerungsrate an – wichtige Funktionen für das Yoga.

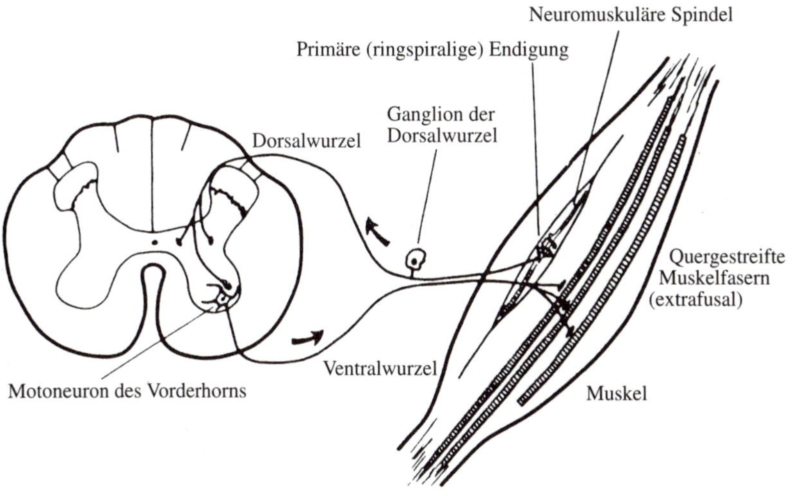

Abb. 12.2: Dehnungsrezeptor

Dehnungsreflexsysteme

Wir unterscheiden zwei Dehnungsreflexsysteme: monosynaptische und polysynaptische. Der monosynaptische Dehnungsreflex hat im Grunde nur eine Synapse. Er bringt das Körperglied zurück in die Ursprungsposition, ist schnell, einfach und unwillkürlich (zum Beispiel Kniesehnenreflex). Ein Reflex ist ein geschlossener Kreislauf: Ein sensorischer Impuls wird im Rükkenmark auf einen motorischen Impuls umgeschaltet und zum jeweils zuständigen Muskel geleitet. Der monosynaptische Dehnungsreflex (im Yoga vorherrschend) fängt bei den sensorischen Endigungen der intrafusalen afferenten Muskelfasern an. Er stellt eine synaptische Verbindung mit den extrafusalen Muskelfasern im selben Muskel her. Wird der Muskel schnell gestreckt, bewirkt dieser Reflex eine Kontraktion. Für die Yoga-Praxis sind die Reflexe, die das Gleichgewicht halten, sehr wichtig.

Polysynaptische Reflexbahnen

Es gibt verschiedene Arten polysynaptischer Reflexe. Polysynaptische Reflexbahnen haben viele Synapsen. Finden wir viele Axonverzweigungen vor, so bekommen wir divergierende Informationen, und konvergierende, wenn vielfache Informationen auf ein Neuron kommen. Komplex und multisynaptisch ist die Aufgabe einer polysynaptischen Bahn (die beispielsweise vom Golgi-Sehnenorgan kommt), die Stärke der Muskelkontraktion zu vermindern.

Muskeln sind als Gegensatzpaare angeordnet. Als Agonisten und Antagonisten arbeiten sie gegeneinander; der Agonist bewegt das Körperglied, der Antagonist bewegt es in die entgegengesetzte Richtung. Der Dehnungsreflex erregt den Agonisten und hemmt den Antagonisten. Bei Yoga-Übungen werden verschiedene gegensätzliche Muskelpaare kontrahiert, Agonisten und Antagonisten werden bewegt. Nehmen Sie sich die Zeit, einmal wahrzunehmen, welche Muskeln bei welchen Stellungen kontrahiert werden.

Gammamotorisches System

Die Muskelspindeln (Abb. 12.3) reagieren auf Veränderungen in der Muskellänge. Indem das Gehirn die Länge der Muskelspindeln bestimmt, legt es auch die Länge des gesamten Muskels fest. Wie geschieht dies? Das Gehirn setzt die Feuerungsrate der Gammamotoneuronen (Abb. 12.4) fest, Nervenzellen, die efferente Axone in die Muskelspindeln schicken. Ihre Empfindlichkeit wird durch die Feuerungsrate der entsprechenden efferenten Fasern bestimmt.

Bei entspannter Muskulatur gibt es keine muskuläre Aktivität. Der Muskeltonus, eine unspezifische Bezeichnung, hängt von den Gammamotoneuronen ab. Diese – ein Hilfssystem – senden Impulse an die Muskelspindeln. Die Feuerungsrate der Gamma-

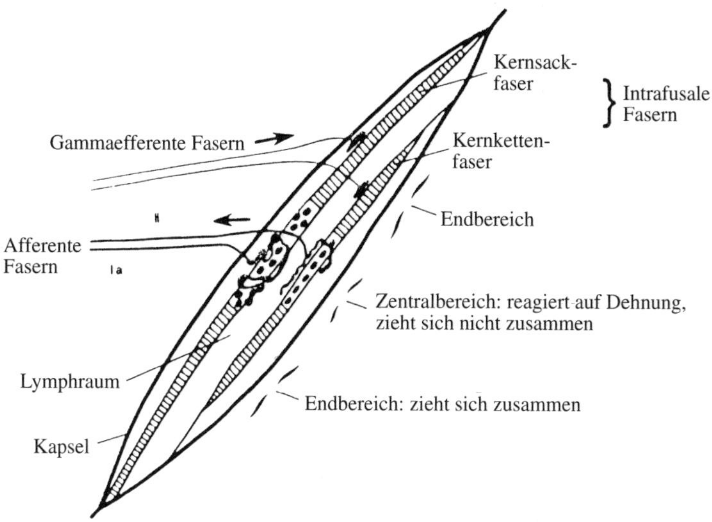

Abb. 12.3: Muskelspindel

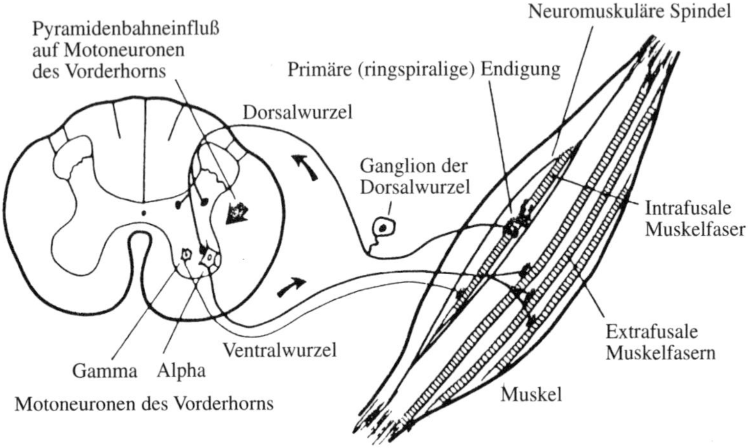

Abb. 12.4: Gammamotoneuron

motoneuronen ist fein und unwillkürlich, sie bestimmt den Grad des Muskeltonus. Wenn Sie sich im Yoga oder auf andere Weise entspannen, können Sie die Aktivität der Gammamotoneuronen und somit den Muskeltonus regulieren.

Pyramidales motorisches System

Die Assoziationsfelder des Cortex sind an der Bewegungsinitiierung beteiligt. Verletzungen in diesem Bereich verändern die Bewegungen bis hin zum Roboterhaften. Die Pyramidenbahn hat mehr mit der Kraft als mit dem Ausmaß der Bewegung zu tun. Die Bahn besteht aus retikulospinalen Fasern des retikulären Aktivierungssystems sowie des Rückenmarks. Vom retikulären Aktivierungssystem hängt es ab, welche Rolle diese Bahn bei der Kontrolle des gammamotorischen Systems spielt. Die Pyramidenbahnen, ein überkreuztes System, haben mit dem Halten einer Stellung zu tun. Vom Pyramidenbahnsystem ausgehend wird Bewegung initiiert. Der somatosensorische Einfluß ist die einzige direkte Einwirkung auf den motorischen Cortex. Die anderen Einflüsse kommen über die multisynaptischen Bahnen.

Extrapyramidales motorisches System

Das Pyramidenbahnsystem ruft Bewegung hervor, das extrapyramidale System gleicht Bewegungen aus und unterstützt die Bewegung durch die Anpassung der Haltung. Es ist komplizierter als das einfachere Pyramidenbahnsystem aufgebaut. Das extrapyramidale System – also »anders« als das pyramidale – hat viele Synapsen und ist sehr diffus. Zum extrapyramidalen System gehören Neostriatum (neue Furchenstruktur), Nucleus caudatus und Putamen, das Paläostriatum (alte Furchenstruktur) und der Globus pallidus gehören ebenfalls dazu. Bei Yoga-Haltungen wird vor allem das extrapyramidale motorische System aktiv.

Motorische Abfolgen werden von Basalganglien angeregt und gehemmt. Der Globus pallidus erleichtert Bewegungen. Wenn wir uns vergegenwärtigen, was geschieht, wenn eine dieser Strukturen unterbrochen wird, erkennen wir auch die Rolle, die sie bei Bewegungen spielt. Langsam abgestimmte Bewegungen beispielsweise werden bei Störungen der Basalganglien schwer auszuführen sein. Werden Nucleus caudatus oder Putamen zerstört, folgen Steifheit oder unkontrollierbare Körperverkrümmungen. Sind Globus pallidus oder ventraler Thalamus geschädigt, werden Bewegungen immer mehr eingeschränkt oder es entsteht Akinese (Bewegungsstarre).

Das Cerebellum (Abb. 12.5 und 12.6) hat drei Funktionen. Untersuchungen der Cerebellumfunktionen ergaben, daß es kinästhetische und vestibuläre Eindrücke erhält. Dadurch entsteht eine Wechselwirkung mit dem Hirnstamm, dem retikulären Aktivierungssystem (RAS), das wiederum das gammamotorische System beeinflußt. Außerdem kontrolliert es die Haltungsmus-

A

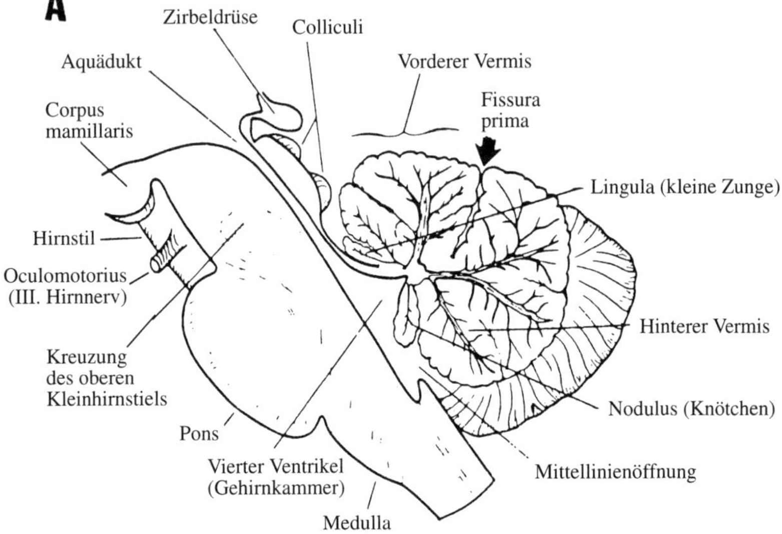

B

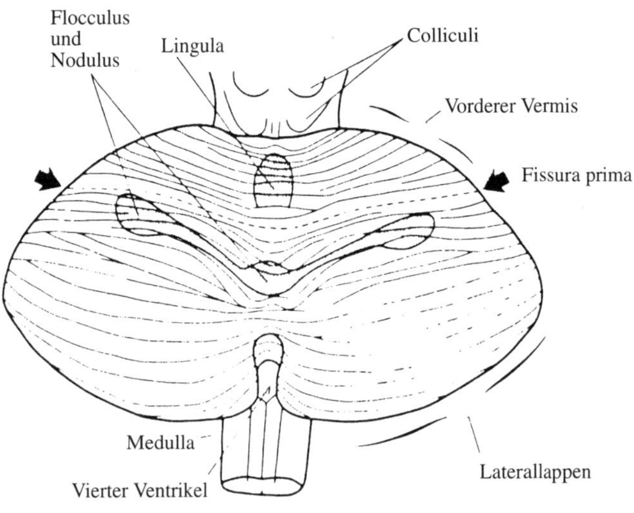

Abb. 12.5: Cerebellum

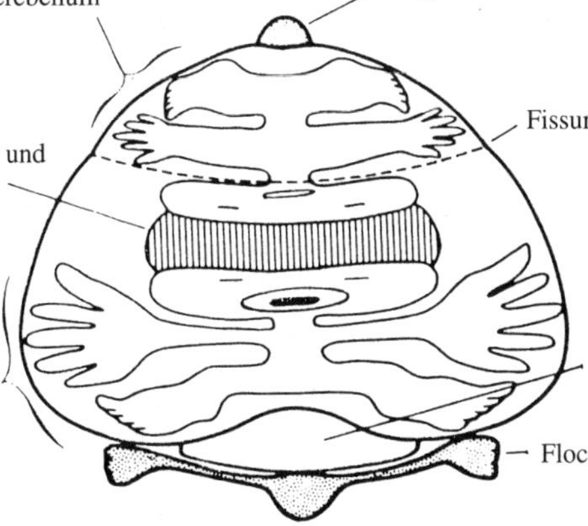

Abb. 12.6: Gliederung des Kleinhirns

kulatur. Diese Kontrolle wird über cerebrovestibuläre Bahnen ausgeübt. Das Neocerebellum ist die letzte Entwicklungsschicht des Kleinhirns, es befaßt sich mit der Erzeugung schneller und geschickter Bewegungen. Durch Yoga werden Informationen zum Cerebellum geschickt, das wiederum Informationen zur Erleichterung der Bewegungen sendet.

Vestibularapparat

Im Yoga stellt sich der Körper immer wieder auf die je nach Stellung veränderte Schwerkraft ein. Auch wenn wir in die Haltungen hineingehen, wird unser Gleichgewichtssystem angesprochen. Es besteht aus den knochigen Labyrinthen, die drei Strukturen (Labyrinthmembranen) umfassen: Sacculus (Säckchen), Bogengänge und Utriculus (kleiner Schlauch, Ansatz- und Endpunkt der Bogengänge). Die Bogengänge reagieren auf Winkelbeschleunigung, Beschleunigung bei Drehung. Sie erfassen Veränderungen der Kopfdrehungen, aber nicht gleichbleibende Drehung. Diese Bogengänge finden wir in den drei Raumebenen des Kopfes. Die Vestibularsäckchen reagieren auf die Schwerkraft. Sie geben Auskunft über die Orientierung des Kopfes, nicht des Körpers, im Raum.

Kinästhesie und Organempfindungen

Kinästhesie bezeichnet die sensorische Rückkoppelung von Bewegung und Position der Gliedmaßen. Organempfindung bezieht sich auf Empfindungen, ausgelöst durch innere Organe. Kinästhetische Reize werden von Dehnungsrezeptoren in den Muskeln und Sehnen übermittelt: Die Dehnungsrezeptoren der Muskeln zeigen Veränderungen der Muskellänge an, jene in den Sehnen die von den Muskeln aufgewendete Kraft. Intrafusale Muskelfasern fungieren als Rezeptoren; sie sind parallel zu den extrafusalen Muskelfasern angeordnet und geben die Länge des Muskels an. In den Yoga-Haltungen erfahren wir ständig eine kinästhetische Rückkoppelung.

Das Golgi-Sehnenorgan, ein Rezeptororgan, findet sich an der Verbindung von Sehne und Muskel. Es reagiert auf Dehnung. Die aus faserigem Bindegewebe bestehenden Faszien hüllen den Muskel ein.

Schmerz- und mechanische Rezeptoren leiten kinästhetische und organische Informationen weiter; sie ähneln den Rezeptoren in der Haut. Die Bahn der kinästhetischen und organischen afferenten Fasern zum Zentralnervensystem zeigt, daß schmerzhafte Reize entlang sympathischer Fasern laufen, während nicht schmerzhafte Empfindungen entlang von Nerven mit parasympathischen afferenten Fasern laufen. Bei den Yoga-Positionen werden immer wieder Impulse durch die afferenten kinästhetischen Bahnen gesendet.

Bei den sensiblen Bahnen der Muskeln und Sehnen unterscheiden wir vier Arten von Informationen: 1. die Muskellänge, die durch sensible Endigungen an den intrafusalen Muskelfasern angezeigt wird; 2. die Spannung, die vom Muskel auf die Sehne übergeht und die von sensiblen Endigungen innerhalb des Golgi-Sehnenorgans (Abb. 12.7) in der Muskel-Sehnen-Verbindung registriert wird; 3. tiefer Druck auf Muskeln, der über Pacini-Körperchen in den Faszien signalisiert wird und 4. Schmerz, der mit längerer Anspannung oder Muskelkrämpfen einhergeht und der über freie Nervenenden, die der Blutzufuhr folgen und in den Faszien über dem Muskel zu finden sind, geleitet wird. Im Yoga werden Sie hauptsächlich die ersten drei Informationen über die afferenten Bahnen von Ihren Muskeln und Sehnen erhalten.

Das die Gelenke umgebende Gewebe enthält freie Nervenenden und eingekapselte Rezeptoren. Die freien Nervenenden erzeugen Schmerz, die eingekapselten Rezeptoren (wie die Pacini-Körperchen) reagieren auf Gelenkbewegung und Haltung. Pacini-Körperchen und freie Nervenenden finden wir auch in den äußeren Schichten der verschiedenen inneren Organe. Sie erzeugen Organempfindungen. Diese sind viel feiner als die kinästhetischen Empfindungen. Dennoch können Sie manchmal die Wirkungen Ihrer Yoga-Praxis in den inneren Organen wahrnehmen.

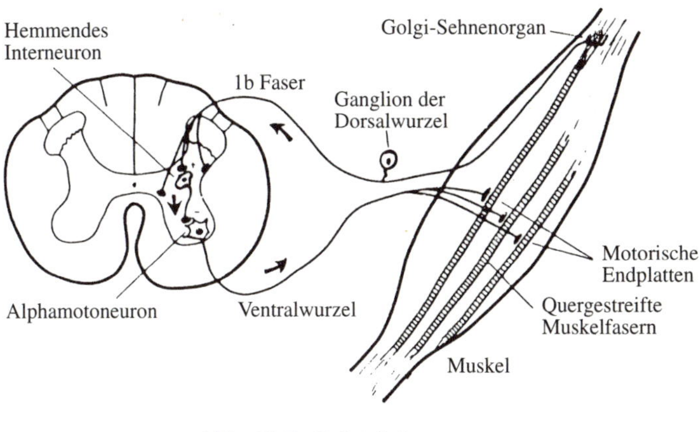

Abb. 12.7: Golgi-Sehnenorgan

Ein Beispiel könnte verstärkte Magen-Darm-Tätigkeit sein, die von einer Dominanz des Parasympathikus herrührt – oftmals Ergebnis meditativer und anderer entspannender Yoga-Praktiken.

Kinästhesie

Wir sollten uns ganz allgemein darüber im klaren sein, daß Veränderungen im neuromuskulären System automatisch Veränderungen des Bewußtseins herbeiführen. Muskeln arbeiten nicht isoliert in einer Einbahnstraße, vielmehr stimuliert jede Muskelbewegung sensorische Zellen in den Muskeln und Sehnen, die Informationen wieder den motorischen Neuronen des Gehirns rückübermitteln und die Aktion bestätigen. Dieser Kreislauf des sensomotorischen Systems garantiert, daß unser Gehirn ständig kinästhetische Empfindungen über den Zustand des Muskelsystems erhält.

Sind die Muskeln ständig angespannt, senden die sensorischen Zellen eine Flut von Rückkoppelungssignalen an das Gehirn. Sind die Muskeln entspannt, reduzieren die sensorischen Zellen ihre Feedbacksignale. Das entlastet das Gehirn, so daß es sich auf anderes konzentrieren kann. Dadurch wird die Wahrnehmung der äußeren Welt weniger vernebelt und zerstreut und zugleich die innere somatische Welt bewußter. Dieses propriozeptive Bewußtsein des eigenen Selbst öffnet einen Weg zu einem immensen Reich der Erfahrung. Viele Beschreibungen der besonderen Bewußtseinszustände durch fortgeschrittene Yoga-Praktiken lassen sich nur verstehen, wenn man ausreichend inneres Bewußtsein hat, um sie als das zu erkennen, was sie sind: besondere somatische Zustände.

Auch wenn Yoga eine alte Tradition ist, um die Welt der propriozeptiven Erfahrungen der Untersuchung zu öffnen, so setzt sich diese Tradition doch in die heutige Zeit hinein fort und nimmt neue Gestalt an: wie zum Beispiel »Sensory Awareness« (Erleben durch die Sinne) von Charlotte Selver, die feinen Eutonie-Techniken von Gerda Alexander und »Bewußtheit durch Bewegung« von Moshé Feldenkrais.

Motorischer Cortex

Das Rindenfeld des Gehirns, das im Yoga offenkundig am meisten angesprochen wird, ist der motorische Cortex (Abb. 12.8). Das motorische Feld liegt im präzentralen Gyrus, der Windung, die vor der Zentralfurche liegt. Dort läßt sich ein motorischer Homunkulus ausmachen (Abb. 12.9). Dies ist eine Darstellung des Körpers, projiziert auf die Hirnrindenbereiche,

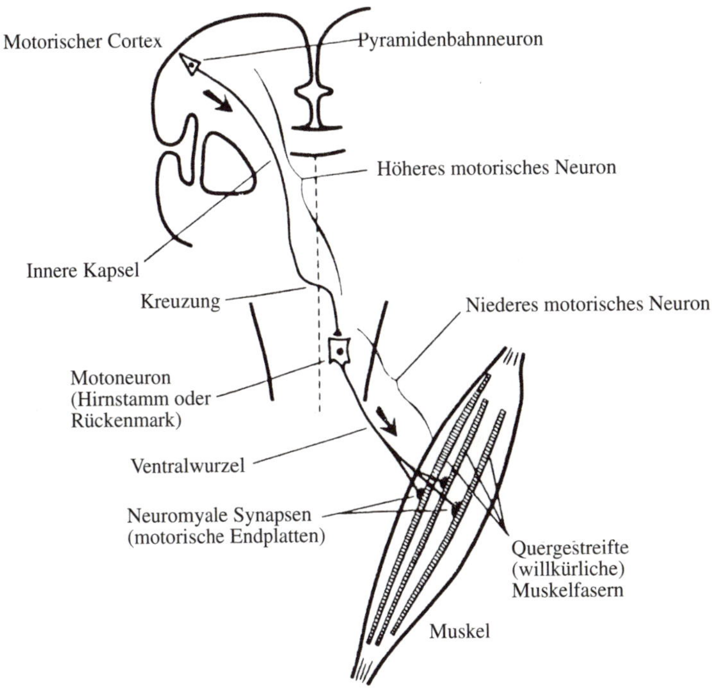

Abb. 12.8: Motorischer Cortex

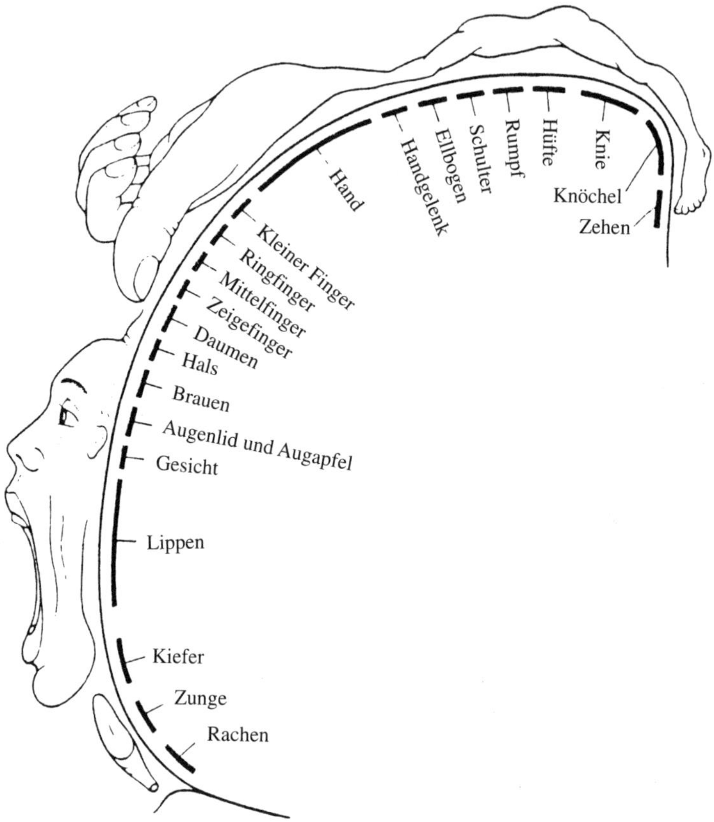

Abb. 12.9: Motorischer Homunkulus

die dort Bewegungen steuern. Auf dem motorischen Rindenfeld ist der Körper umgekehrt dargestellt. Eine größere Oberfläche des Cortex ist für die Körperteile reserviert, die motorische Feinkontrolle erfordern, wie Hände und Finger beispielsweise. Der motorische Cortex teilt sich außerdem Neuronen mit dem somatosensorischen Cortex.

Somatosensorischer Cortex

Nach den Yoga-Übungen werden Sie Empfindungen spüren, die aus der Anregung des somatosensorischen Cortex stammen. Dieser befindet sich im postzentralen Gyrus, liegt also auf der Windung hinter der Zentralfurche. Dort befindet sich wiederum eine umgekehrte Darstellung des Menschen (Abb. 12.10). Hier sind größere Bereiche den Körperteilen mit größerer Sensibilität gewidmet, wie Lippen und Zunge, die einen überproportionierten Bereich beanspruchen.

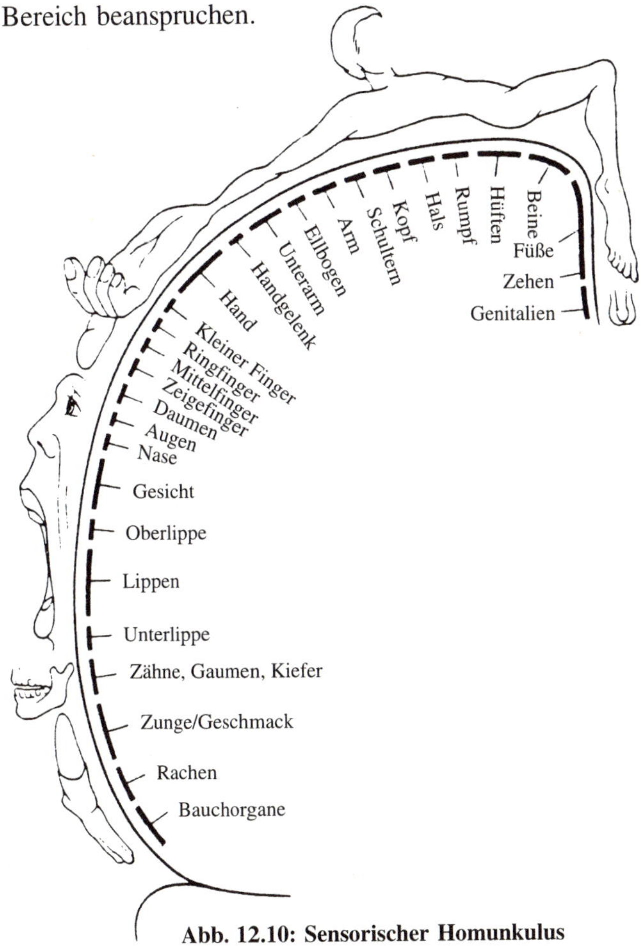

Abb. 12.10: Sensorischer Homunkulus

Beim Üben der Asanas stimulieren Sie den sensomotorischen Cortex. Beim Hineingehen in die Stellung wird ein bestimmter Reiz ausgelöst. Wenn Sie dann die Stellung halten, wird immer wieder dieselbe Stelle im sensomotorischen Cortex angeregt, Sie stimulieren das Gebiet, das zur entsprechenden Körperregion gehört. Wenn Sie die Position beenden, nehmen Sie Empfindungen wahr, die der sensorische Cortex weiterverarbeitet hatte.

Hier beginnt ein Kreislauf, der mit dem Visualisieren der Yoga-Haltung anfängt. Wahrscheinlich wird dadurch der parietal-okzipital-temporale Bereich in der rechten Gehirnhälfte angeregt. Die willentlichen Bewegungen werden dann durch Gebiete initiiert, die den motorischen Cortex beeinflussen. Über die zu den Muskeln verlaufenden Bahnen wird das Zusammenziehen der Muskeln angeordnet. Aufsteigende Bahnen bringen die Informationen zum sensorischen Cortex, der wiederum den motorischen informiert. Wir folgen dabei demselben Muster wie bei der Konzentration und Meditation. Richten Sie Ihre Aufmerksamkeit auf die Art und Weise der sinnlichen Eindrücke, und stellen Sie sich zugleich ständig vor, was geschieht, dann transzendieren Sie die fragmentierten Erfahrungen und gelangen zu Integration und Einheit. Diese Erfahrung kann man eine gewisse Zeit über beibehalten.

Die Reduzierung der Körperbewegungen aktiviert die Formatio reticularis sowie den Thalamus. Langsames, bewußtes Bewegen beeinflußt die Basalganglien. All dies hilft dem Nervensystem, zur Ruhe zu gelangen, und fördert den Wechsel zur Dominanz des Parasympathikus. So wird die Homöostase aufrechterhalten. Dabei wird das beste Werkzeug des Körpers genutzt: das neuromuskuläre System. Höchstes Ziel ist die Harmonisierung aller Systeme.

Unter den psychophysiologischen Untersuchungen zum Hatha Yoga finden wir elektromyographische Studien sowie Forschungen zur Beweglichkeit. Elektromyographie (EMG) ist die Aufzeichnung der elektrischen Aktivität der Muskeln. Das geschieht durch Nadelelektroden an der Haut. Bei den Yoga-Studien wird dabei beispielsweise die Stärke der Muskelkontraktion oder -entspannung gemessen.

Funderburk (1977) berichtet über eine Studie an einer Gruppe indischer Sportlehrer. Sie hatten Yoga als Teil ihres Trainings absolviert und sollten dann einige Asanas ausführen, während Sie ihre Gedanken auf das Unendliche richteten. Die Ergebnisse zeigten, daß sie fähig waren, die betroffenen Muskeln bis zu einem gewissen Grad zu entspannen. Sie konnten auch die Stellungen länger halten und so die Wirkungen der Übungen verstärken.

K.S. Gopal et.al. (1975) verglichen zwei Gruppen über sechs Monate. Eine Gruppe hatte vor kurzem mit Yoga begonnen, die andere hatte keinerlei Yoga-Erfahrung, doch leichte Übungen gemacht. Wie man vermuten kann, waren die EMG-Aufzeichnungen für die untrainierte Gruppe höher. Bei der Totenstellung wurde am wenigsten Muskelaktivität verzeichnet.

Beweglichkeit

V. Hubert Dhanaraj wählte 51 Studenten für sein 5-BX-Programm für körperliche Gesundheit aus und bildete eine Yoga- sowie eine Kontrollgruppe (Dhanaraj, 1974). Nach sechs Wochen täglichen Übens zeigte die Yoga-Gruppe den größten Zuwachs an Beweglichkeit, wie der Wells-Test (Sit and Reach/Sitzen und Holen) nachwies.

Robson Moses (1972) maß Veränderungen der Streck- und Beugefähigkeit am linken Knöchel, der Hüfte, des Rumpfs und am Hals. Er untersuchte 27 Sportstudenten und verglich das Ergebnis mit einer Kontrollgruppe. Die Messungen wurden vor und nach zehn Wochen Hatha-Yoga-Training beziehungsweise anderen sportlichen Übungen vorgenommen. Die statistische Auswertung der Ergebnisse brachte einen signifikanten Anstieg der Beweglichkeit in Hüfte, Rumpf sowie am Hals für die Yoga-Gruppe. Beim Knöchel gab es keine signifikanten Unterschiede.

Beim somatischen Yoga ist es vorteilhaft, so gut wie möglich über das physiologische Geschehen während der Asanas Bescheid zu wissen. Das ist nicht nur wichtig für die Haltungen, sondern auch wertvoll für die Wahrnehmung dessen, was im Körper geschieht. Der Geist wird in den Körper integriert. So profitieren Sie optimal von den Haltungen, verstärken die Geist-Körper-Integration und transformieren die Stellungen zu meditativen Erfahrungen.

13

Die Sinne bei Konzentrationsübungen

Yoga ist für mich wie Musik und Tanz.
Es gibt mir eine gewisse Freiheit.
Ich betrachte Yoga ebenso als Kunstform
wie als Naturwissenschaft.
Durch Yoga wird mein Körper
so lebendig wie beim Tanzen.

Aus dem Yoga-Seminar

Konzentrationsübungen aktivieren die Sinne. Die Hirnnerven (Abb. 13.1) sind die primären sensorischen Reizbahnen zum Gehirn. Yoga vermittelt nicht nur Muskelerfahrungen, sondern auch sensorische Stimulation der entsprechenden Bahnen. Mit diesem Wissen können wir vielleicht einige der Vorgehensweisen bei manchen Übungen besser verstehen. Sehen wir uns die Hirnnerven an, um herauszufinden, wie sie bei verschiedenen Yoga-Techniken angesprochen werden:

I Tractus olfactorius (Weihrauch)
II Nervus opticus (visuelle Meditation)
III Nervus oculomotorius (Augenbewegungen, Augenstellungen)
IV Nervus trochlearis (Augenbewegungen, Augenstellungen)
V Nervus trigeminus (Löwenstellung)
VI Nervus abducens (Augenbewegungen, Augenstellungen)
VII Nervus facialis (Löwenstellung)
VIII Nervus vestibulocochlearis (Hörmeditationen, ungewöhnliche Gleichgewichtsübungen, Singen)

IX Nervus glossopharyngeus (Geschmack; Löwenstellung)
X Nervus vagus (verschiedene Stellungen)
XI Nervus accessorius (verschiedene Stellungen)
XII Nervus hypoglossus (Löwenstellung)

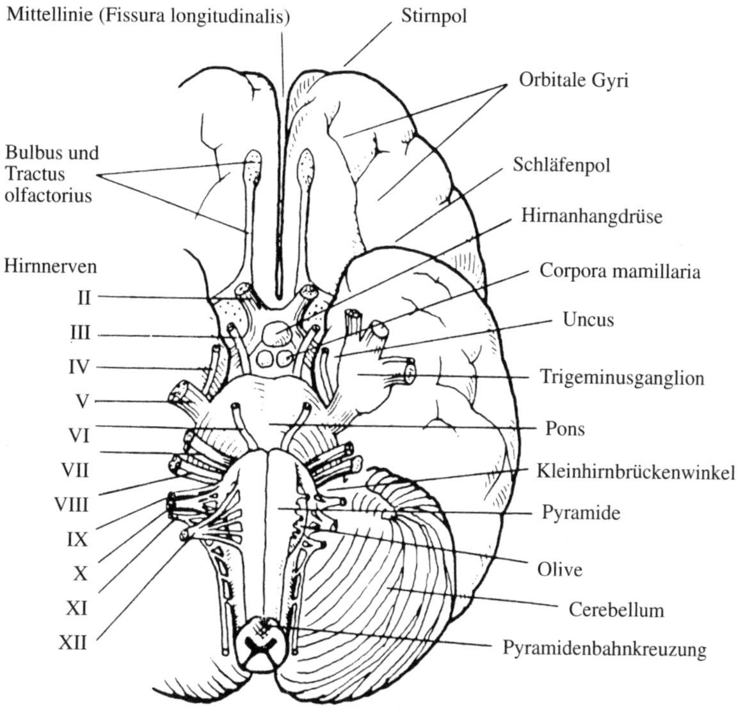

Abb. 13.1: Hirnnerven
(abgeändert nach einer Zeichnung von Lena Lyons)

Der Vagusnerv, der längste Hirnnerv, führt Fasern des Parasympathikus zu den Organen in Brust- und Bauchhöhle. Er führt auch sensible, nicht Schmerz leitende Fasern zurück zum Hirn. Der Vagusnerv wird als möglicher Sitz der Kundalini im Yoga betrachtet (s. Kapitel 14).

Sensorische Rezeptoren

Trifft Energie aus der Umgebung auf einen sensorischen Rezeptor, wird diese Energie in elektrochemische Impulse umgewandelt und durch die sensorischen Nerven geleitet. Sensorische Umwandlung ist der Prozeß, »bei dem sensorische Reize in langsame [und abgestufte] Generatorpotentiale, oder auch Rezeptorpotentiale genannt, umgewandelt werden« (Carlson, 1977, S. 622). Das bedeutet eine Umwandlung der Energie von einer Form in eine andere, und zwar durch sensorische Rezeptoren. Jedes Sinnesorgan verwandelt Energie, jedes Sinnesorgan tut das auf seine Weise. So entsteht sensorisches Kodieren. Sensorische Kodierung bildet sinnliche Eindrücke als Nervenaktivität ab. Konzentrieren Sie sich in der Meditation beispielsweise auf einen bestimmten Gegenstand, dann stimulieren Sic entsprechende sensorische Rezeptoren.

Sehen wir uns Rezeptor- bzw. Generatorpotentiale an. Auf einen körperlichen Reiz hin agiert ein bestimmtes Neuron als Rezeptorzelle und produziert ein abgestuftes elektrisches Potential, auch Generatorpotential genannt. Manche Rezeptorzellen sind Neuronen, andere nicht. Rezeptorpotentiale verändern die Feuerungsrate der Neuronen in bezug auf die Synapsen.

Eine sensorische Modalität bezieht sich auf eine bestimmte Form sensorischer Eingaben. Dazu gehören beispielsweise Sehen, Hören oder Riechen. Daß die sinnlichen Eindrücke mit körperlichen Empfindungen einhergehen, scheint klar. Beispiele dafür sind die Empfindlichkeit für Berührung, Schmerz oder Temperaturen.

Visuelles System

Benutzen Sie ein visuelles Meditationsobjekt, stimulieren Sie das visuelle System. Lassen Sie uns untersuchen, wie das vor sich geht. Der Reiz für das Sehen besteht aus Photonen, kleinen Energiepaketen, die auf die Retina (Netzhaut) auftreffen. Die Augen sind in den Augenhöhlen aufgehängt und werden von sechs Muskeln rund um die Lederhaut (Sklera) des Auges bewegt. Die Sklera ist die äußere Hülle des Auges. Die Bindehäute (Konjunktivae) sind feuchte Membranen rund um das Augenlid, die nach rückwärts gefaltet und am Auge befestigt sind. Die Hornhaut (Cornea) ist eine durchsichtige, lichtdurchlässige Schicht vor Iris und Pupille, die Iris ein Muskelring hinter der Cornea. Die Pupille – eine erweiterungsfähige Öffnung – wird durch den dilatorischen (erweiternden) Muskel vergrößert. Der Sphincter (Schließmuskel), der dem Parasympathikus untersteht, verkleinert die Pupille beim Zusammenziehen. Die Linse befindet sich hinter der Iris. Ihre Form bestimmen die Ziliarmuskeln. Die Retina besteht aus einer Art Nervengewebe mit photorezeptiven Zellen und befindet sich auf der inneren Oberfläche im hinteren Auge. Hinter der Pupille finden wir die lichtempfängliche Oberfläche; die hintere Kammer ist der flüssigkeitsgefüllte Teil des Auges.

Photorezeptoren sind die Rezeptorzellen der Retina. Sie verwandeln Lichtenergie in elektrische Potentiale. Stäbchen und Zapfen sind Photorezeptoren. Stäbchen reagieren sehr empfindlich auf Licht derselben Wellenlänge, Zapfen reagieren höchst sensibel auf drei verschiedene Wellenlängen von Licht und vermitteln uns Farben. Wenn Sie also auf ein bestimmtes visuelles Objekt meditieren, werden Sie damit Stäbchen und/oder Zapfen stimulieren.

Die Sehgrube (Fovea) ist der sensibelste Teil der Retina und besteht aus dicht zusammenliegenden Zapfen. Dort werden Sie am ehesten Ihr Meditationsobjekt wahrnehmen. Die Papille ist der Punkt, wo Fasern der Ganglienzellen aus der Retina austreten; hier finden wir auch den Sehnerv. Dieser Punkt ist der sogenannte blinde Fleck. Die bipolare Zellschicht besteht aus bipolaren Neuronen mit zwei Fortsätzen: am einen Ende ein Dendrit, am anderen ein Axon.

Wenn Sie ein visuelles Meditationsobjekt betachten, so ist dies zuallererst ein biochemisches Ereignis. Von Ihrem Gegenstand wird Licht reflektiert, das auf die Retina auftrifft. Die visuelle Information wird umgewandelt, indem Photonen (Energieteilchen, aus denen Licht besteht) auf die Retinazellen auftreffen. Paradoxerweise kann Licht als elektromagnetische Strahlung oder als Energieteilchen aufgefaßt werden. Das Photopigment (Rhodopsin) ist eine besondere chemische Substanz, die das Protein Opsin enthält. Es laufen eine Reihe chemischer Veränderungen ab. Am Sehprozeß ist auch Retinal, ein kleineres, vom Vitamin A abstammendes Molekül, beteiligt, ein Molekül mit einer langen Kette, das an einem bestimmten Punkt beugefähig ist. Das Opsin der Stäbchen bildet zusammen mit Retinal den Sehpurpur (Rhodopsin). 11-trans-Retinal ist eine geradkettige Form von Retinal; 11-cis-Retinal ist die gebeugte Form von Retinal, das einzige natürlich vorkommende Retinal, das sich mit Stäbchen-Opsin zu Rhodopsin verbinden kann. Dies also sind die komplexen biochemischen Vorgänge, die ablaufen, wenn Sie das Licht auf Ihrem Meditationsobjekt wahrnehmen.

Innerhalb des visuellen Systems haben wir eine räumliche Abbildung der Welt in Form der Mosaikdarstellung der Retina. Von der Retina zum Hinterhauptlappen wird eine räumliche Darstellung Punkt für Punkt weitergeleitet. Die Sehgrube (Fovea), der Punkt des schärfsten Sehens, beansprucht 25 Prozent des visuellen Cortex. Die umgewandelte Information gelangt von der Retina in das visuelle System (Abb. 13.2) und teilt sich bei der Sehnervenkreuzung in zwei Äste. Die Retinotectalbahn ist die

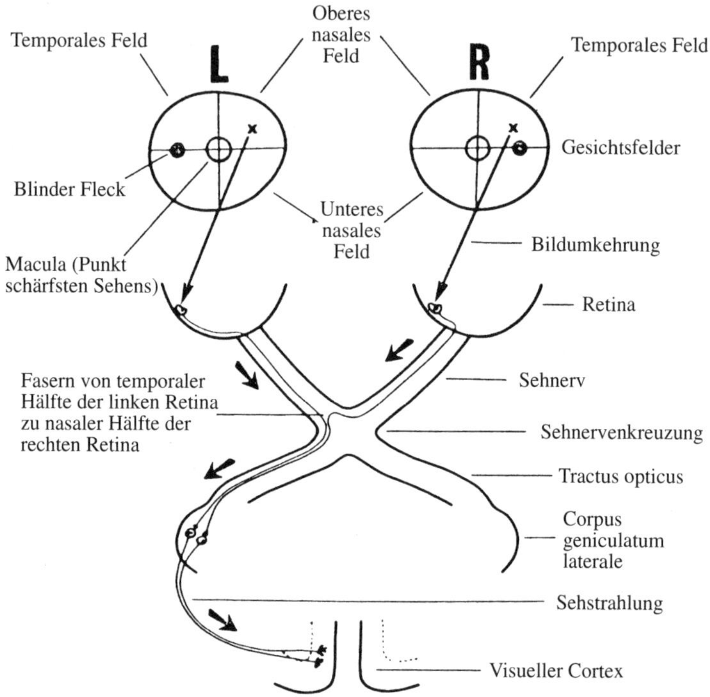

Abb. 13.2: *V*isuelles System

Leitung von der Retina zu den Colliculi superiores (oberen Hügelchen). Diese befinden sich im tektalen Bereich des Hirnstamms oder Mittelhirns, wie Sie bereits erfahren haben. Sie wissen nun, wie ein Teil der Information von Ihrem Meditationsobjekt zum primitiven visuellen Bereich Ihres Hirnstammes gelangt.

Der sekundäre visuelle Cortex umgibt den primären Cortex und ist für die erste Ebene der Bedeutungszuordnung visueller Informationen zuständig.

Auditorisches System

Die Hörreize liegen zwischen 29 und 15.000 Hertz (Zyklen pro Sekunde). Abb. 13.3 zeigt die Anatomie des Ohrs. Das äußere Ohr nennt man Auricula oder Ohrmuschel. Von außen kann man den äußeren Hörkanal sehen. Die Membrana tympani ist das Trommelfell. Der Muskel Tensor tympani ist am Hammer (Malleus) befestigt und zieht das Trommelfell zusammen. Im Ohr finden wir die Mittelohrknochen. Dazu gehören Hammer (Malleus), Amboß (Incus) und Steigbügel (Stapes). Die Steigbügelplatte drückt gegen die Membran des Vorhoffensters. Diese Platte überträgt Tonschwingungen auf die Flüssigkeit in der Schnecke (Cochlea). Das Schneckenfenster ist eine Öffnung im Knochen am unteren Ausgang der Schnecke.

Der Klang eines hörbaren Meditationsobjekts erreicht die Schnecke im Innenohr. Die Schnecke enthält die auditiven Umwandlungsmechanismen, die die Tonschwingungen in elektrochemische Impulse verwandeln. Die Schnecke hat drei Bogengänge und zwei Bläschen. Sie ist mit Flimmerhärchen ausgestattet, die eine Schlüsselrolle innehaben: Sie sind die Rezeptorzellen des auditiven oder Vestibularapparats.

Der Klang, auf den Sie meditieren, wird (in der Schnecke) in elektrochemische Impulse umgewandelt, die über die Hörnerven geleitet werden. Der Hörnerv hat zwei Äste: den Cochleanerv und den Vestibularnerv. Die Nervenimpulse des Hörens wandern durch den Cochleanerv zu den Gehirnstellen, die hörbare Informationen verarbeiten. Der Vestibularnerv übermittelt die Impulse an die Vestibulariskerne (in der Medulla), so daß wir unseren Körper im Raum einordnen können. Yoga-Stellungen liefern viele Informationen an den Vestibularnerv.

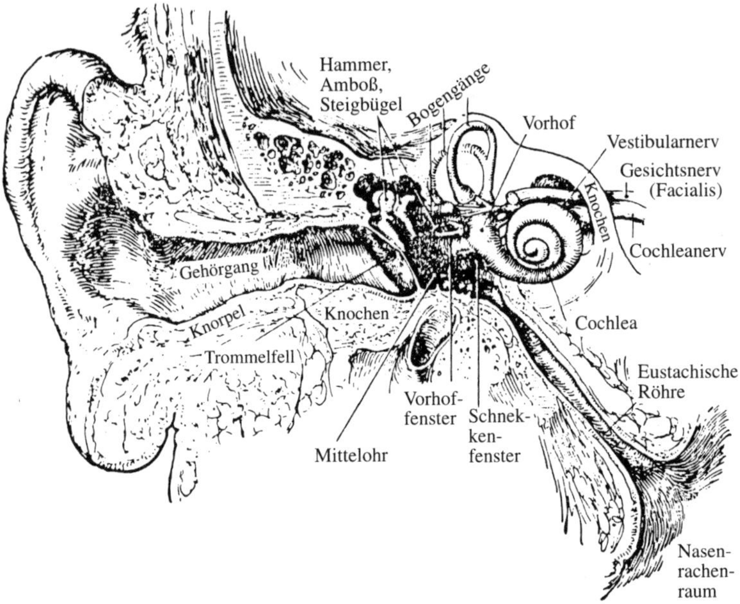

Abb. 13.3: Ohr (nach Brodel, 1939)

Geschmack

Bei Geschmack und Geruch finden wir keine offenkundige Energieübertragung zu den Rezeptoren. Untersucht man die Reize auf einfache Art, wie es auch früher getan wurde, finden wir folgende Geschmacksrichtungen: bitter, salzig, süß und sauer.

Eine Geschmacksmeditation wird die Geschmacksknospen auf der Zunge, im Gaumen, Rachen und Kehlkopf anregen. Die Rezeptoren – es gibt ungefähr 10.000 Geschmacksknospen – sind spezialisierte Zellen, die mit Dendriten der sensorischen Neuronen Synapsen bilden. Die Papillen sind kleine Erhebungen auf der Zunge, umgeben von kleinen Gräben. Zweihundert Geschmacksknospen öffnen ihre Poren in diese Gräben. Die chemische Zusammensetzung Ihres Geschmacks-Meditationsobjekts gelangt in die offenen Poren.

Die Umwandlung der Geschmacksinformation ähnelt der chemischen Leitung über die Synapsen. Ein Charakteristikum des reizauslösenden Moleküls wird von einem Rezeptor erkannt und bewirkt Veränderungen in der Membrandurchlässigkeit sowie in den Rezeptorpotentialen. Elektrochemische Impulse werden dann durch das Nervensystem weitergeleitet.

Die Bahnen der Geschmacksfasern zum Hirn entspringen in den Zellkörpern folgender Hirnnerven: VII Facialis, IX Glossopharyngeus, X Vagus (Rachen und Hals).

Geruch

Die Information Ihres olfaktorischen Meditationsobjekts wird auf chemischem Weg übertragen. Die Reize für das olfaktorische System bestehen aus den Molekülen flüchtiger Substanzen, die sich im Schleim des olfaktorischen Epithels lösen.

Die Moleküle Ihres Geruchsobjekts beim Meditieren (Weihrauch oder Räucherstäbchen beispielsweise) werden eingeatmet, dann lösen sie sich am olfaktorischen Epithel. Die olfaktorischen Rezeptoren liegen in zwei Feldern des olfaktorischen Epithels, die sich in der Schleimhaut der oberen Nasenhöhle befinden. Die Nasenmuscheln sind Knochen, die die Luft zu den sensorischen Rezeptoren befördern. Am Ende des olfaktorischen Nervs finden wir Erhebungen, Bulbi olfacorii (Riechkolben) genannt, die Informationen von den olfaktorischen Rezeptoren durch die »Siebplatte« (Lamina cribrosa) erhalten. Die Axone reichen durch das Siebbein. Hier enden auch die Trigeminusfasern, um Schmerz zu melden, der von schädlichen chemischen Einflüssen herrührt.

Die Anatomie der olfaktorischen Rezeptoren zeigt die Rezeptoren als Neuronenzellkörper mit Axonen, die durch das Siebbein ragen. Auf der Oberfläche der Schleimhaut finden wir Flimmerhärchen auf den Rezeptoren.

Die Geruchsinformationen Ihres Meditationsobjekts werden auf geheimnisvolle Weise weitergeleitet. Wie das Erzeugerpotential durch Geruchsmoleküle Ihres Meditationsobjekts produziert wird und die Flimmerhärchen über den Rezeptoren stimuliert, wissen wir nicht. Mitralzellen in den Riechkolben sind synaptisch mit den Axonen der Geruchsrezeptoren verbunden. Die olfaktorischen Glomeruli (Knäuel) sind komplizierte Axon- und Dendritengebilde: Einige Axone bilden Synapsen im Gehirn, andere kreuzen zum anderen olfaktorischen Nerv und bilden Synapsen im kontralateralen olfaktorischen Bulbus (gegenüberliegenden Riechkolben). Die entstehenden elektrochemischen Impulse wandern zum Rhinencephalon, dem Riechhirn, wo die Informationen weiter verarbeitet werden.

Die menschliche Nase kann sieben verschiedene Gerüche unterscheiden: kampferartig, ätherisch, blumig, moschusartig, pfefferminzartig, beißend, faulig (Carlson, 1977, S. 246).

Bei Ihren Konzentrationsübungen werden Sie wiederholt sensorische Rezeptoren stimulieren. Und zwar je nach dem Meditationsgegenstand, den Sie wählen, wird es sich um visuelle, auditive oder olfaktorische Stimulation handeln. Die sensorischen Rezeptoren wandeln die Informationen von ihrer ursprünglichen Energieform in elektrochemische Impulse um. Diese Impulse wandern durch die ihrer Sinnesqualität entsprechenden Nervenbahnen. Bestimmte Gebiete des Cortex werden also immer wieder elektrochemisch gereizt. Ebenso wird das retikuläre Aktivierungssystem angesprochen. Dieser Prozeß dauert so lange, wie Sie bei Ihrem Objekt verweilen. Je länger Sie sich konzentrieren können, desto eher werden Sie eine physiologische Veränderung zu einem anderen Zustand hin erfahren. Dieser andere Zustand wird mit der Dominanz des Parasympathikus zusammenhängen, eines Teils des autonomen Nervensystems.

Autonomes Nervensystem

Das autonome Nervensystem als Teil des peripheren Nervensystems, das die vegetativen Funktionen reguliert, besteht aus zwei Ästen (Abb. 13.4): dem sympathischen und dem parasympathischen Nervensystem. Der Sympathikus (Kampf oder Flucht) gibt die Funktionen der Erregung weiter. Er funktioniert im Prinzip katabol, verbraucht also Energien. Der Parasympathikus ist anabol und hat mit den Funktionen im entspannten Zustand zu tun.

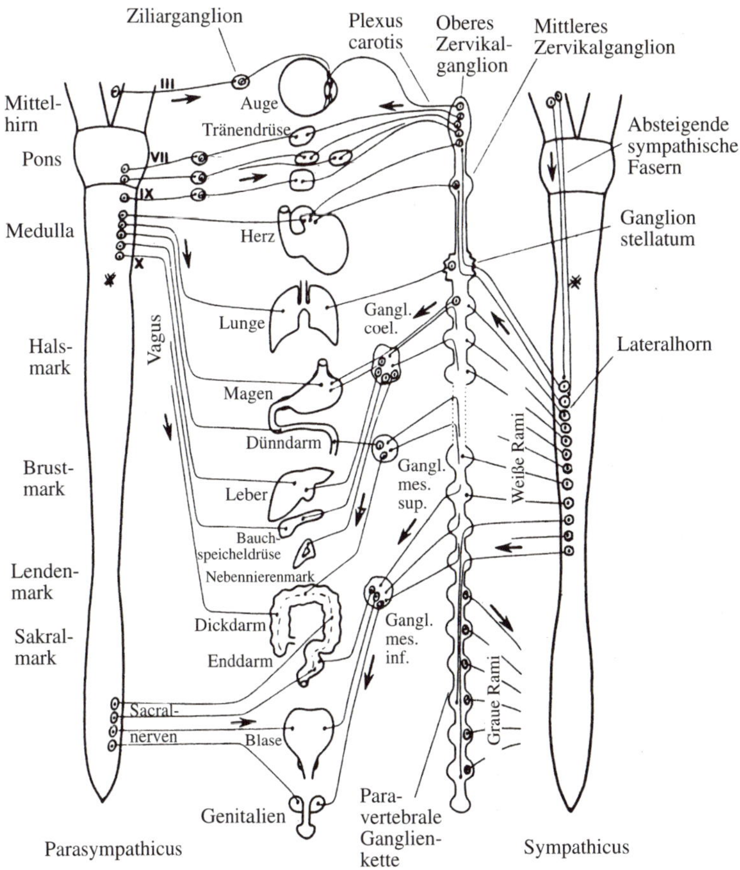

Abb. 13.4: Autonomes Nervensystem

Zu den durch den Sympathikus bewirkten Veränderungen gehören Erhöhung von Blutdruck, Herzschlagrate, Atmung, Hirnstromfrequenzen und ähnliches. Das sympathische Nervensystem ist einheitlicher als das parasympathische und besteht aus einer parallel zum Rückenmark verlaufenden Ganglienkette. Hier finden sich die synaptischen Verbindungen der Neuronen zu den innervierten Organen oder Drüsen.

Der Parasympathikus wird manchmal auch als Gegenspieler des Sympathikus gesehen: Er neutralisiert dessen Wirkungen. Seine Neuronen verlassen das Zentralnervensystem am Hirnstamm und am unteren Ende des Rückenmarks. Er versorgt die gleichen Organe und Drüsen wie der Sympathikus, mit Ausnahme der glatten Muskulatur der peripheren Blutgefäße, der Schweißdrüsen von Händen und Füßen und der haaraufstellenden Muskeln der Haut. Der Parasympathikus ist für Gesundheit und Erneuerung zuständig und wird besonders durch Yoga angeregt.

Im großen und ganzen bewirken die langsam aufbauenden Yoga-Übungen einen kontinuierlichen Übergang zur Dominanz des Parasympathikus. Die zerstreuenden und energieraubenden Ängste der sympathischen Seinsweise werden abgebaut, zurück bleibt ein freies und klares Bewußtsein, das nicht mehr durch die Kampf-oder-Flucht-Alternativen des Sympathikus gestört wird.

Dieser Sieg über die sympathischen Nervenfunktionen zeigt sich offenkundig in der Hatha-Yoga-Stufe des Trainings. Eine willentliche Kontrolle über das neuromuskuläre System bedeutet eine Überwindung der angespannten Muskulatur, die Zeichen einer Kontrolle durch den Sympathikus ist. Hinter der eindrucksvollen Geschmeidigkeit und Körperkontrolle der Hatha-Yoga-Übenden finden wir die schlichte Tatsache, daß der oder die Übende gelernt hat, Muskeln willentlich zusammenzuziehen und willentlich zu entspannen. Das ist die Fähigkeit, einen parasympathischen Zustand aufrechtzuerhalten, der langsamere und rhythmischere Hirnwellen hervorruft und den Geist beruhigt.

Ein anderes Beispiel für die Vorteile einer parasympathischen Dominanz finden wir im Pranayama, wo der Atem gezügelt wird. Pranayama-Übungen ermöglichen zunehmend willentliche Kontrolle über die Atemmechanismen. So wie die Luft gemeinsam mit der Nahrung zu den wichtigsten erhaltenden Faktoren des Lebens und aller Stoffwechselprozesse zählt, so können wir sicher sein, daß die Kontrolle der Atmung die tiefsten Auswirkungen auf das gesamte zentrale Nervensystem zeigt.

Um nur einen Aspekt zu nennen: Tiefe Zwerchfellatmung überwindet die Sympathikus-Dominanz über die Herzfunktion, senkt die Herzschlagrate und den Blutdruck und schafft einen sanften Rhythmus, der sich bei der Einatmung ein wenig beschleunigt und bei der Ausatmung etwas verlangsamt. Der ruhige und gesunde Herzschlag entsteht, weil die Zwerchfellatmung mehr Sauerstoff in den Blutstrom schickt. Obendrein schafft der zu- und abnehmende Herzrhythmus immer wieder andere Druckverhältnisse im gesamten kardiovaskulären System, so daß auch dieses geschmeidig bleibt.

Allein schon die tiefe Zwerchfellatmung fördert all die heilsamen Parasympathikus-Wirkungen der Aufrechterhaltung und Wiederherstellung. Wenn wir dann noch die Erfahrung von Ruhe und größerer Leichtigkeit hinzunehmen, erkennen wir, wie dieser gesunde somatische Zustand sich wunderbar in das yogische Streben nach einem höheren Bewußtsein fügt.

Im somatischen Yoga ist es nützlich, über Anatomie und Physiologie Bescheid zu wissen. Wenn Sie die hier dargestellten Zusammenhänge bisher noch nicht kannten, sollten Sie sich damit auseinandersetzen, so daß sie Ihnen präsent sind, wenn Sie Ihre Yoga-Übungen machen.

TEIL 5

Spiritualität im somatischen Yoga

14

Yoga, Bewußtseinsveränderungen und die Kundalini-Erfahrung

Sind Konzentration, Meditation und das Aufnehmen
auf ein einziges Subjekt ausgerichtet, nennt man dies Samyama.
Durch Meisterschaft in Samyama kommt das Licht des Wissens.

Patanjali

Mein Yoga ist nun regelmäßig und anmutig geworden.
Ich übe voller Freude, einfach weil ich es möchte.
Yoga bereichert meinen Alltag, und ich spüre seine Wirkungen
in meinem Bewußtsein und in meiner Lebendigkeit.
Ich sammle mich, wo ich vorher zerstreut war.
Ich habe größere Ausdauer und ein besseres Körperbewußtsein,
auch bin ich für andere empfänglicher geworden.

Aus dem Yoga-Seminar

Unser Nervensystem reagiert auf äußere oder innere Reize, je nachdem, ob ihre Intensität ab- oder zunimmt, unterschiedlich; wir erreichen einen veränderten Zustand des Nervensystems, was auch als Bewußtseinsveränderung bezeichnet werden kann (Tart, 1978). Arnold M. Ludwig (1975, S. 12) beschreibt ein verändertes Bewußtsein als »geistigen Zustand, ausgelöst durch verschiedene physiologische oder pharmakologische Mittel oder Handlungen, der subjektiv vom Individuum selbst (oder von einem objektiven Beobachter) als abweichende subjektive Erfahrung oder abweichendes psychologisches Verhalten im Vergleich zum normalen Wachzustand des Individuums erkannt wird«. Diese Veränderung kann durch größere Bewußtwerdung innerer Empfindungen oder geistiger Prozesse gekennzeichnet sein, oder die Qualität der Gedanken ändert sich, oder Schwierigkeiten mit der Realität tauchen auf.

Ein verwandelter Bewußtseinszustand kann durch veränderten Bewegungsfluß, andere sinnliche Eindrücke, Wechsel im emotionalen Ausdruck oder der kognitiven Prozesse verursacht werden. Ändert man den Adaptationsgrad der Stimulation einer Person nach oben oder unten, wird eine Reaktion erfolgen.

Ludwig führt folgende Möglichkeiten auf, veränderte Bewußtseinszustände hervorzurufen: 1. Reduktion der exterozeptiven Stimulation und/oder motorischen Aktivität; 2. Erhöhung der exterozeptiven Stimulation und/oder motorischen Aktivität und/oder Emotion; 3. Vergrößerte Wachheit oder geistiges Engagement und 4. Abnehmende Wachheit oder Nachlassen kritischer (hemmender) Einflüsse.

Yoga entspricht der ersten Kategorie, da der sensorische Einfluß gemindert wird. Ein anderes Charakteristikum dieser Kategorie ist die Reizwiederholung – im Yoga werden dazu verschiedene Mittel wie beispielsweise Konzentrationstraining angewandt. Eine »drastische Reduktion der motorischen Aktivität« ist beim Sitzen in der Meditation oder beim Halten einer Stellung über einen längeren Zeitraum gegeben. Langes Singen und tanzähnliche Bewegungen, die manchmal Yoga-Übungen begleiten, entsprechen der zweiten Kategorie. Zunehmende Wachheit und geistiges Engagement können nach langer Meditation oder intensivem Singen erreicht werden. Aus der passiven Meditation, in der die Samadhi-Erfahrung ausgelöst wird, kann verminderte Wachheit entstehen.

Auch somatopsychische Faktoren können im Yoga zu veränderten Bewußtseinszuständen führen. Änderungen in der Sauerstoffzufuhr, in der Körperchemie oder auch in der Produktion von Endorphinen (den morphiumähnlichen Botenstoffen des

Gehirns) beeinflussen zugleich die neurologischen Funktionen. Zu den allgemeinen Merkmalen veränderten Bewußtseins, die Ludwig (1975, S. 15ff.) aufzählt, gehören: verändertes Denken und Zeitempfinden, Kontrollverlust, veränderter emotionaler Ausdruck, Wandel des Körperbilds, Wahrnehmungsänderungen, (Be-)Deutungswandel, Ahnen des Unbeschreiblichen, Gefühle der Verjüngung sowie Hypersuggestibilität. Betrachten wir diese Kennzeichen veränderten Bewußtseins im Licht des Yoga.

Denken

Dazu gehören Veränderungen der Konzentrationsfähigkeit, des Gedächtnisses und des Urteilsvermögens. Beziehungen von Ursache und Wirkung erscheinen weniger eindeutig, und möglicherweise kommen Ihnen paradoxe Konzepte leichter verständlich vor.

Zeitgefühl

Ihr Zeitgefühl kann sich verzerren. Sie glauben, die Zeit vergehe schneller oder langsamer. Das »Jetzt« kann als zeitlos wahrgenommen werden. Diese Verzerrungen halten meist nur kurz an.

Kontrolle

Der Kontrollverlust kann sich auf das Verhalten, die Gefühle oder das Denken beziehen. Es kann aber auch das Gegenteil eintreten, so daß man beispielsweise sich nur schwer in die Meditation vertiefen kann. Wie geschieht dies? Es kann an zuviel »Ego-Geschnatter« liegen; das sind unwichtige Gedanken, die unablässig Ihren Geist beschäftigen, während Sie versuchen, Ihren Geist zu klären.

Emotionaler Ausdruck

Mit zunehmender Yoga-Praxis wird sich auch Ihr emotionaler Ausdruck verändern. Vielleicht erfahren Sie unendliches Glück, intensive Liebe für Mensch und Natur, oder auch Gefühle wie tiefe freudige Trauer. Es kann Ihnen auch vorkommen, als ob Sie fern von menschlichen Gefühlen oder Ereignissen seien – diese können Ihnen transzendiert erscheinen. Möglicherweise fühlen Sie sich von kosmischem Humor angesteckt.

Körper

Ludwig führt auch ein verändertes Körperbild auf. Durch Yoga wird Ihnen Ihr Körper weniger schwer vorkommen, die physischen Grenzen verwischen sich, Sie fühlen sich eins mit dem Universum. Sie können auch verschiedene ungewöhnliche Körperempfindungen wie Taubheit oder Kribbeln feststellen.

Wahrnehmungen

Ludwig nennt auch Wahrnehmungsverzerrungen. Das sind sinnliche Illusionen, wie Töne oder Lichter, ohne äußerlich erkennbare Quellen. Vielleicht erfahren Sie auch Synästhesie, das heißt eine sensorische Vermischung: Man empfindet mit einem Sinnesorgan etwas, was normalerweise durch ein anderes Sinnesorgan wahrgenommen wird. Sie hören gewissermaßen ein Bild oder sehen einen Ton.

Bedeutung

Durch Yoga erfährt man das, was nach Ludwig eine Intensivierung der (Be-)Deutung darstellt. Gewöhnliche Ereignisse erscheinen bedeutungsschwer, das Leben wird in einem kosmischen Sinn ungeheuer bedeutungsvoll.

Das Unbeschreibliche

Hiermit sind Erfahrungen gemeint, die jenseits aller Worte liegen. Mit Sicherheit enthält Yoga, das ja zum großen Teil eine nonverbale Erfahrung ist, Erlebnisse des Unbeschreiblichen. Wenn Sie beispielsweise die Identifikation mit dem Unendlichen erfahren, so läßt sich dies schwerlich mit Worten beschreiben.

Verjüngung

Yoga-Erfahrungen können zu einem Gefühl der Verjüngung führen: freudige Erregung über das Leben, sich selbst und andere.

Hypersuggestibilität

Hypersuggestibilität als Teil eines veränderten Bewußtseins gehört ebenso zu den Erfahrungen im Yoga. Wir finden sie zwischen Meditierenden oder zwischen den Lernenden und dem Lehrer oder Guru. Dieser Zustand eignet sich nach Mishra bestens für postmeditative Suggestionen zu Verhaltensweisen für den nächsten Entwicklungsschritt. Gleichzeitig ist es wichtig, den gesunden Menschenverstand in bezug auf Suggestionen anderer walten zu lassen.

Zum positiven Nutzen des veränderten Bewußtseins zählt Ludwig (1975) Heilen, neue Wissens- oder Erfahrungsmöglichkeiten und soziale Funktionen. Bringen wir diese Aspekte mit Yoga in Zusammenhang, so erkennen wir, daß es durch die Jahrhunderte hinweg als Heilmittel betrachtet wurde. Die Einsichten, die man beim Meditieren gewinnt, stellen neues Wissen dar. Außerdem erwirbt man erweitertes Wissen, wenn man Samyama praktiziert und sich dabei mit dem befaßt, was einem wertvoll ist, wie Menschen, Dinge, Situationen. Diese soziale Funktion des Yoga besteht zumindest in Indien darin, daß es eine Möglichkeit der Bewußtseinserweiterung darstellt. Auch im Westen ist es für viele Menschen zunehmend zu einer sicheren Methode geworden, verändertes Bewußtsein zu erlangen. Die Beziehungen zu anderen erweitern sich und der soziale Austausch wird erleichtert.

Äußere und innere Reizzustände verändern sich ständig in ihrer Intensität. Manchmal spiegeln diese Veränderungen natürliche Schwankungen wie den zirkadianen Rhythmus (lat., etwa: den Tag über). Dazu zählen biologische Veränderungen, die der Organismus während 24 Stunden durchläuft. Manche Veränderungen werden durch eigene Handlungen hervorgerufen oder durch Handlungen anderer. Ändern sich diese Reize, reagiert das Nervensystem entsprechend. Änderungen im Nervensystem ändern auch das Bewußtsein. Somit kann man hier ebenfalls von einem veränderten Bewußtseinszustand sprechen.

Yoga ist eine ausgezeichnete Methode der Bewußtseinsänderung. Indem der psychophysiologische Zustand geändert wird, verändert sich auch die Wahrnehmungserfahrung. Früher glaubte man, die Bewußtseinsänderungen durch Yoga seien beständig, doch stimmt dies nicht. Solange Sie Yoga fortwährend üben, werden Sie den Wandel spüren. Doch sobald Sie mit den Übungen aufhören, wird Ihr Körper zu seiner ursprünglichen Steifheit und Spannung zurückkehren, und Sie werden aufhören, die Welt yogisch zu erfahren. Wenn Sie Ihre Praxis wieder aufnehmen, dann werden Sie relativ schnell zu Ihren vorher erreichten Möglichkeiten gelangen.

Längere Yoga-Praxis scheint den Körper alchemistisch zu verwandeln: Er wird zu einem System, das Energie sehr viel leichter transportieren kann, oder zumindest das, was sich wie Energie anfühlt. Einige spüren sogar einen Zuwachs an Energie. Diese Energieaktivierung hat man in Indien als Erweckung der Kundalini betrachtet.

Die Kundalini (die zusammengerollte Schlangenkraft) soll schlafend an der Basis der Wirbelsäule ruhen. Erwacht sie, wandert sie entlang der Wirbelsäule (Shushumna) durch die

Chakren (Energiewirbel, die den Nervengeflechten der westlichen Physiologie entsprechen) zum Dritten Auge (Stirnzentrum zwischen den Augenbrauen) hinauf, zum Sitz der Shakti. Dort soll die Hochzeit zwischen Shiva und Shakti stattfinden, die Vollendung des Erweckungsprozesses. In einigen Yoga-Schulen wird die Kundalini mehr oder weniger direkt stimuliert, um den Prozeß der Erwachens zu beschleunigen. In anderen, wie dem Raja Yoga, erwartet man diesen Prozeß als natürliche Folge der Yoga-Praxis. Steigt die Kundalini die Shushumna hinauf, so öffnen sich die Chakren, und die dort angesiedelten Fähigkeiten werden verfügbarer.

Chakren

Westliche Autoren vergleichen die Chakren mit Nervengeflechten, Ganglien und Drüsen. Östliche Denker sehen sie als potentielle Energiequellen: Transpersonale Seinsenergie ist notwendig, um ihr spirituelles Potential zu verwirklichen (Chaudhuri, 1978). Gleichwohl haben die Chakren einen Bezug zu den physiologischen Systemen.

Das Wurzelzentrum zu öffnen (das erste Chakra an der Basis der Wirbelsäule) heißt, »das Bewußtsein vom egozentrischen zum kosmozentrischen oder seinszentrischen Schwerpunkt zu verlagern« (Chaudhuri, 1978). Das Wurzelzentrum steht in Bezug zur materiellen Welt. Einige vergleichen es mit dem Sakralplexus im Anusbereich, andere beziehen es auf das sacrococcygeale Geflecht zwischen Anus und Genitalien.

Das Instinktzentrum (zweites Chakra) wird mit der Prostata oder dem hypogastrischen Geflecht in Zusammenhang gebracht. Es ist allerdings nicht nur mit den Nervengeflechten verbunden, sondern auch mit den Keimdrüsen. Erreicht die Kundalini dieses Zentrum, wird die sexuelle Energie aktiviert. Hier erfährt man das Sein als Lebensenergie, man erfährt Transzendenz.

Das dritte Chakra »ist das Zentrum höheren Strebens und des Willens zur Macht«. Einige sagen, das Nabelzentrum hat mit dem Solarplexus (Sonnengeflecht) zu tun, andere meinen, mit dem Lumbarplexus. Das Nabelzentrum, die Körpermitte, steht auch mit den Nebennieren in Verbindung. Hier erreicht man auch eine gefährliche Ebene, denn wenn man den Willen zur Macht spürt, kann es geschehen, daß man sich damit identifiziert.

Das vierte Chakra »ist das Zentrum der Seele oder des psychischen Seins«. Es ist der Sitz selbstloser Liebe und höherer Werte. Hier erfährt man spirituelle Liebe, die Liebe, die keine Bedingungen stellt. Sie kann sich auf Menschen, aber auch auf das Höchste beziehen. Sie geschieht spontan und drückt sich als zutiefst freudiger Zustand aus. In diesem Zustand vernimmt man den Ton Nada. Dieser Klang der Sphärenmusik soll am Anfang der Schöpfung ertönt sein. Es ist der Urton. Man hat dieses Zentrum mit dem Höheren Selbst verglichen, dem Teil des Ichs, der das Verhalten beobachtet. Herzplexus und Thymusdrüse werden diesem Chakra zugeordnet.

Das fünfte Chakra »ist das Zentrum reinen unterscheidungsfähigen Bewußtseins, das Dinge so wahrnimmt, wie sie in ihrer Einzigartigkeit sind«. Es handelt sich um das Kehlchakra. Man ordnet ihm den Pharyngeal- oder Laryngealplexus zu sowie die Schilddrüse. Es erleichtert Konzentration, intensive Selbsterfahrung und Intuition.

Das sechste Chakra ist das Zentrum der Weisheit oder des göttlichen Willens oder des Dritten Auges philosophischer Weisheit. Man bringt es mit dem Plexus cavernosus in Verbindung, aber auch mit der Zirbeldrüse. Andere beziehen es auf die Hirnanhangdrüse oder das Kleinhirn. Als Zentrum der spirituellen Erleuchtung hat es seine eigene Autorität. Hier finden wir die Kraft der Selbstverwirklichung. Was passiert, wenn Sie das »Dritte Auge öffnen«? Sie erlangen Meisterschaft über das Selbst. Transformiert erfahren Sie die bedingungslose Befehlsgewalt

Ihres Höheren Selbst. Es ist der Imperativ Ihres eigenen Schicksals, die frei gewählte Aufgabe Ihres Lebens.

Das siebte Chakra (Scheitel-Chakra), das höchste Zentrum, heißt auch tausendblättriger Lotus. »Es ist das Zentrum echten transzendierten Bewußtseins.« Es hat mit dem Scheitel oder dem oberen Gehirn zu tun und wird ebenso der Hirnanhangdrüse zugeordnet. »Beim Erreichen dieser Bewußtseinsebene erfährt man enorme Heilkräfte, um andere ganz werden zu lassen, indem man die Kraft erleuchteten und integrierten Bewußtseins weitergibt. Hier erfährt man Einheit mit zeitlosem Sein« (Chaudhuri, 1978).

Öffnung des Dritten Auges

Das Dritte Auge soll sich inmitten der Stirn befinden. Mit seiner Dreiecksform repräsentiert es ewige Weisheit. Man sieht in ihm nicht nur einen physiologischen Ort; Yogis betrachten es auch als psychisches Chakra. Normalerweise sagt man ihm nur ein teilweises Funktionieren nach – es warte auf seine Öffnung. Je mehr wir lernen, desto besser kann es funktionieren. Yoga, eine Praxis, die seine Öffnung anstrebt, bringt es zur optimalen Funktion. Wird dieses Chakra erweckt, spricht man auch von der Öffnung des Dritten Auges. Auf einer anderen Entwicklungsstufe haben manche Tiere eine Art drittes Auge, das mit der Zirbeldrüse zusammenarbeitet. Diese Tiere sind mit einem lichtempfindlichen Fleck oben am Kopf ausgestattet, von wo Informationen an die Zirbeldrüse weitergeleitet werden. Bei Menschen sprechen Yogis deshalb von einem Dritten Auge, weil wir dadurch unsere wahre Natur und die der uns umgebenden Welt erkennen können. Um das Dritte Auge zu öffnen, ist es von Vorteil, mit Anatomie, Physiologie und Yoga-Psychologie vertraut zu sein.

Die Schritte zur Öffnung des Dritten Auges sind:

1. Bringen Sie Ihren Körper in eine angenehme Position.
2. Klären Sie den Geist.
3. Nehmen Sie Ihren Körper als in einem Ozean der Energie ruhend wahr.
4. Praktizieren Sie Pratyahara (Ziehen Sie die Energie aus Ihrem Körper, und lenken Sie sie auf das Dritte Auge. Üben Sie Samyama an dieser Stelle, und lauschen Sie dem Ton Nada).
5. Bleiben Sie in diesem Zustand, bis Sie Ihren Körper vergessen.

Sie werden sich dann mit dem höchsten Bewußtsein identifizieren, die größte Intuition erfahren und von durchdringender Willenskraft erfüllt sein. Wiederholen Sie diese Übungsfolge, und gehen Sie bei jedem Mal so weit Sie können. Man nimmt an, daß einige Erfahrungen, wie sie von Menschen mit erwachter Kundalini geschildert werden, Psi-Erlebnisse sind. Die Beziehungen zwischen somatischem Yoga und psychischen Erfahrungen sind Thema unseres nächsten Kapitels.

15
Yoga und Psi

Psychische Kräfte erlangt man entweder durch Geburt, Drogen, die Macht der Worte, Askese oder durch Konzentration.

Patanjali

Mein Yoga ist locker und ziemlich unregelmäßig.
Manchmal mache ich meine Erfahrungen im Schlaf,
manchmal wach. Ich träume und nehme wahr.
Yoga ist der Faden,
der das Unbewußte mit dem Bewußten verbindet.
Es entwickelt sich langsam, aber es wächst,
und ich bekomme immer mehr Fäden
aus diesem Zwischenreich zu fassen.
So webt sich ein Geflecht, das immer stärker wird.

Aus dem Yoga-Seminar

Verändertes Bewußtsein hat sich als Psi-förderlich herausgestellt. Das heißt, daß Sie während eines veränderten Bewußteinszustandes sehr viel wahrscheinlicher Psi-Erlebnisse haben werden als sonst. Die Praxis des somatischen Yoga ermuntert zu anderen Bewußtseinserfahrungen. Wie bereits in vorausgegangenen Kapiteln dargelegt, verändert die Yoga-Praxis Ihren psychophysiologischen Zustand, das heißt, das Nervensystem wird beeinflußt. Durch Meditation verändern sich meistens die Gehirnwellen in Richtung Alpha (8-12 Hz) und manchmal auch zu Theta (4-7 Hz). Einige Hinweise sprechen für eine Korrelation zwischen Alpha, Theta und Psi.

Den Begriff Psi wendet man im allgemeinen für besondere psychische Fähigkeiten an. Wir unterscheiden vier Kategorien von Psi: Telepathie, Hellsichtigkeit, Vorahnungen und Psychokinese. Das mysteriöse Phänomen der Telepathie bezeichnet Informationsübertragungen ohne die sonst bekannten Kommunikationskanäle. Mit Hellsichtigkeit meint man ein Wissen um Situationen oder Dinge ohne die Zuhilfenahme menschlicher Vermittler, es gibt also keine lebende Person, die die Information kennt und diese daher telepathisch übermitteln könnte. Bei echten Vorahnungen geht es um ein Wissen über künftige Ereignisse, das man ohne Hilfsmittel erlangt hat. Psychokinese ist die Fähigkeit, Dinge oder Ereignisse ohne Berührung zu verändern.

Die Theorien über die reale Existenz von Psi lassen sich von verschiedenen Gesichtspunkten aus betrachten. Lawrence LeShan (1969, 1973) geht von zwei Ansätzen aus: Der eine hat mit Energie oder Informationsübertragung durch den Raum zu tun, der andere mit Verschmelzen der Bewußtseinsfelder. Bei letzterem handelt es sich um sofortige Informationsübertragung zwischen verschmolzenen Feldern, da sie ja eins waren. Dies erinnert an das Erlebnis der Einheit im Samadhi.

Es gibt noch einen anderen bedeutenden Aspekt der Yoga-Praxis. Das nonverbale Yoga, das sich hauptsächlich mit dem Körper befaßt, weist auf eine Dominanz der rechten Gehirnhälfte hin. Untersuchungen über die rechte Gehirnhälfte legen nahe, daß hier unbewußte und intuitive Wahrnehmungen stattfinden. Das Unbewußte gilt als Königsweg des Psi.

Im Yoga hält man es für wichtig, sich nicht auf paranormale Fähigkeiten zu fixieren; sie sollten lediglich als Teil der Entwicklung genutzt werden. Da Psi als Zustand unterhalb der Erleuchtung gilt, kann es zu einer Falle werden, in der man leicht steckenbleibt. Fasziniert von paranormalen Fähigkeiten verliert man möglicherweise die Absicht aus den Augen, sich höheren Zielen zuzuwenden.

In Indien werden paranormale Fähigkeiten sehr geschätzt und viele meinen auch, daß Yoga diese Fähigkeiten schulen kann. Für den durchschnittlichen Menschen kann diese Art der psychischen Entwicklung zwar hilfreich sein, doch sollte dies nicht übertrieben werden. Positiv können zum Beispiel die Zunahme von Empathie sein, das Wahrnehmen prophetischer Aspekte im Traum und telepathische Fähigkeiten in bezug auf Gedankengänge anderer, um diese besser zu verstehen (s. S. 204).

Yoga-Erfahrungen bereiten den Boden für Psi-Zustände. Diese Erfahrungen werden nicht automatisch kommen, doch die Wahrscheinlichkeit ist größer, daß sie auftauchen. In Zeiten regelmäßiger Yoga-Praxis kann eher mit psychischen Erlebnissen gerechnet werden als sonst; sie sind gewissermaßen ein Nebeneffekt. Yoga scheint also einen psychophysiologischen Zustand zu schaffen, der sich von unserem üblichen unter anderem auch dadurch unterscheidet, daß wir offener für Psi-Erlebnisse werden.

Yoga fördert am ehesten präkognitive oder telepathische Erlebnisse. Die lebendige Aufmerksamkeit und Wachheit erleichtert ein eher telepathisches Verständnis für andere. Sie werden plötzliche Einsichten über Ihr eigenes Tun gewinnen, sich selbst und die Zukunft erkennen. Ihre Meditation wird zu einem außergewöhnlich informativen Erlebnis werden, das weit über das hinausreichen kann, was Sie üblicherweise erleben.

Zu den paranormalen Fähigkeiten des Yogis gehören traditionell das Eintreten in andere Körper, Telepathie, die Dinge nach eigenem Willen gestalten, Hellsichtigkeit, Hellhörigkeit, Allwissen, Glanz, Unsichtbarkeit und vieles mehr. Die wundersame Fähigkeit des Eintretens in andere Körper geht auf das weit fortgeschrittene Verständnis der frühen Inder für den menschlichen Körper zurück. Hellsichtigkeit bezieht sich auf die Fähigkeit, entfernte Dinge oder Situationen ohne menschliche Hilfsmittel zu erkennen. Hellhörigkeit ist die Fähigkeit, auf weite Entfernungen zu hören. Allwissen ist Wissen ohne Begrenzung.

Glanz bezieht sich auf die leuchtende Erscheinung; das wird Yogis besonders während der Ekstase nachgesagt. Unsichtbarmachen ist eine Fähigkeit, den eigenen Körper oder Dinge aus der Wahrnehmung der anderen verschwinden zu lassen.

Kräfte, die aus tiefer Meditation erwachsen

1. Wissen über Vergangenheit und Zukunft
2. Verstehen der Laute aller Lebewesen
3. Wissen über vergangene Leben
4. Gedanken anderer erkennen
5. Vorausahnen des eigenen Todes
6. Erlangen verschiedener Kräfte
7. Wahrnehmung von Kleinem, Versterktem, Entferntem
8. Wissen über andere bewohnte Regionen
9. Wissen über die Sterne und ihre Bewegungen
10. Kenntnis des Körperinneren
11. Kontrolle von Hunger und Durst
12. Standfestigkeit
13. Erkennen der Schüler im eigenen inneren Licht
14. Zugang zum Körper eines anderen
15. Leichtigkeit und Schweben
16. Strahlen
17. Kontrolle der Materie
18. Kontrolle der Sinne
19. Vervollkommnung des Körpers
20. Schnelligkeit des Körpers sowie die bekannten acht Kräfte
    a) Verkleinerung bis hin zur Größe eines Atoms
    b) Ausdehnung und Vergrößerung aus eigener Willenskraft
    c) Leichtigkeit: willentliche Aufhebung der Schwerkraft
    d) Reichweite: willentlich alles erreichen können
    e) Erlangen: Erfüllung aller Wünsche aus eigener Willenskraft
    f) Herrschaft: willentliche Kontrolle der Naturenergien
    g) Selbstbestimmung und Freisein von Einflüssen
    h) Kontrolle des Begehrens: willentliches Abschalten aller Begierden

Nach: Ernest Wood, 1962, S. 78f.

Psi läßt sich als natürlicher Teil der yogischen Entwicklung betrachten. Denn Yoga hilft Ihnen, die Welt von einem Zustand der Einheit aus zu erfahren und sich nicht als getrennt zu erleben. Einsichten können als Hinweise genutzt werden, mit Ihrem kritischen Verstand können Sie dann die Information beurteilen und auf ihre Bedeutung für Sie untersuchen. Psi läßt sich auch als Signal oder Fingerzeig nutzen, das Sie auf den für Sie richtigen Weg weist.

Nach Patanjalis Yoga-Sutren eignet sich hauptsächlich Samyama als Weg zur Entfaltung paranormaler Fähigkeiten. Der Samyama-Prozeß gliedert sich in drei Teile:

1. Die Aufmerksamkeit wird auf ein Objekt oder eine Person von Interesse gerichtet (Konzentration).
2. Man meditiert über ein Meditationsobjekt oder tritt in einen meditativen Zustand ein.
3. Für eine gewisse Zeit verweilt man im Zustand der Einheit mit dem Meditationsobjekt.

Erreichen wir diesen Zustand der Einheit, verschmelzen wir nicht nur mit dem Meditationsobjekt, sondern teilen dadurch auch Wissen mit ihm. Verlassen wir den Zustand der Einheit, so nehmen wir ihn als Erinnerung mit. »Man erkennt die innerste Ursache der Dinge und erreicht das große Licht der Weisheit.«

Außersinnliche Wahrnehmung erwächst aus der Konzentration. Dank Ihrer Yoga-Praxis werden Sie sinnliche Erfahrungen jenseits Ihrer üblichen Möglichkeiten aufnehmen. Durch diese Erweiterung erfährt man dann auch eine erweiterte Realität. Mishra (1990) beschreibt als wesentliches Ziel im Yoga die Erforschung aller sinnlichen Eindrücke: Alle Empfindungen sollten bewußt wahrgenommen werden. Dabei ist eine Kenntnis von Anatomie und Physiologie der Sinne wichtig.

Zur Entwicklung außersinnlicher Wahrnehmung empfiehlt Mishra die Meditation über Nada, den feinstofflichen Klang.

Zugleich sollte Tratak geübt werden, also die Konzentration auf ein geeignetes Objekt. Paranormale Kräfte würden folgendermaßen erlangt: 1. durch Geburt; 2. auf chemischem Weg; 3. durch Mantren und Studium; 4. durch Selbstdisziplin und Ego-Abbau und 5. durch Samadhi und Konzentration.

Seine Erklärungen lauten: Manche Individuen oder Familien scheinen genetisch für psychische Empfänglichkeit angelegt zu sein. Das heißt, diese Menschen sind, sofern die Umgebung es erlaubt, von Geburt an für derlei Erfahrungen offen. Die chemischen Mittel beziehen sich auf bestimmte Drogen, wie Marihuana oder LSD, die paranormalen Erfahrungen ähnelnde Wahrnehmungen bewirken sollen. Mit Mantren und Studium meint Mishra, der sehr viel von Mantren hielt, die Auswirkungen von Wiederholungen auf das Nervensystem. Erwähnenswert ist auch die Wirkung zunehmenden Wissens durch die Lektüre klassischer Yoga-Literatur, das gewissermaßen die Augen für neue Erfahrungen öffnet. Selbstdisziplin und Abstreifen der Ego-Verhaftungen erlauben eine Kontrolle des Selbst und beseitigen die Begrenzungen des Ego, die uns von direkter Erfahrung ausschließen. Samadhi und Konzentration beziehen sich auf das Erfahren der Einheit durch Konzentration. Die ersten vier Vorgehensweisen sollen sekundär und vorübergehend sein, die fünfte gilt als primär und permanent.

Spontane Psi-Erscheinungen im Yoga lassen sich von der Warte der modernen Parapsychologie aus betrachten und verstehen. In Kontrollstudien versucht man herauszufinden, ob nicht doch von irgendwoher Informationen nicht-psychischer Natur uns bei sogenannten Psi-Wahrnehmungen beeinflussen. J.B. Rhine veröffentlichte 1934 seine 1927 an der Duke-Universität begonnenen Experimente, die sehr viel systematischer waren als frühere parapsychologische Studien. Der Forschungstradition entsprechend wurde seine Arbeit aufgrund der Kritik anderer Forscher zunehmend strengeren Kriterien unterworfen.

Die Parapsychologie ist ein Wissenschaftszweig, der sich hauptsächlich mit außersinnlichen Wahrnehmungen und Psychokinese befaßt.

Bei den außersinnlichen Wahrnehmungen (Telepathie, Hellsichtigkeit, Vorahnungen) streitet sich die Forschung darüber, ob es sich um drei getrennte Prozesse handelt oder ob sich der eine durch den anderen erklären läßt. Obwohl die Vorahnung sich von unserem konventionellen Zeitverständnis abhebt, läßt sie sich leichter erforschen, weil das Ziel noch nicht feststeht und dadurch die Möglichkeit einer undichten Stelle im Informationsfluß ausgeschlossen ist.

In der Parapsychologie-Forschung müssen wir Zufallsfaktoren als mögliche Erklärungsversuche ausschließen. C.G. Jung stellte das Konzept der Synchronizität vor: ein nicht-kausales bedeutungsvolles Zusammentreffen, verbunden durch ein ebenfalls nicht-kausales Prinzip. Um von Synchronizität zu sprechen, bedarf es zweier Ereignisse und eines Beobachters, der die Bedeutung dieser Verbindung erfährt. Um Zufälle auszuschalten, benutzen Parapsychologen einen Signifikanten, der bedeutend rigoroser gehandhabt wird als sonst in der Psychologie: Ergebnisse dürften sich nur einmal in 1000 Fällen zufällig so ergeben.

Die außersinnliche Wahrnehmung definiert man als »Information über ein Ereignis, die ohne die sonst üblichen Informationskanäle erlangt wurde«. Um außersinnliche Wahrnehmungen unter Laborbedingungen zu prüfen, müssen alle sogenannten undichten Stellen ausgeschlossen werden. Bei spontanem Auftreten außersinnlicher Wahrnehmung – beispielsweise im Yoga – dürfte es schwerfallen, sämtliche Informationsmöglichkeiten zu kontrollieren.

In der parapsychologischen Forschung prägte man den Begriff »Psi-förderlicher Bewußtseinszustand«. Damit bezeichnet man im allgemeinen einen veränderten Bewußtseinszustand, der das Auftreten psychischer Erfahrungen leichter zuläßt.

Der Begriff *Feldbewußtsein* stammt ebenfalls aus der Parapsychologie, um Erfahrungen der Erweiterung der Grenzen des eigenen Selbst zu beschreiben. Dabei empfindet das Individuum ein Verschmelzen des eigenen Selbst mit der Umgebung. Grenzen lösen sich auf. Ein solcher Zustand fördert Samadhi-Erfahrungen.

Psi-Treffer nennt man in der parapsychologischen Forschung diejenigen Fälle, in denen es gelingt, das gewünschte Ziel korrekt zu benennen. Gelingt dies nicht, so läßt sich manchmal darauf schließen, daß das Ziel mit Absicht verfehlt wurde. Darin zeigt sich das Gespür für die richtige Antwort sehr klar, doch das Unbewußte sträubt sich dagegen. Beide Fälle – Psi-Treffer wie auch Danebentippen – beweisen das Vorhandensein von Psi.

Es wird auch darauf hingewiesen, daß der Glaube an Psi die Ergebnisse beeinflußt. Diejenigen, die an Psi glauben, weisen bessere Resultate auf als dies Zufall sein kann; diejenigen, die Psi ablehnend gegenüberstehen, liegen weit unter den Zufallsergebnissen. Es scheint, als ob sich die Skeptiker auf einer unbewußten Ebene an der korrekten Antwort hindern.

Rex Stanford (1972) entwickelte den Begriff *Psi-vermittelte instrumentale Reaktion*, der sich auf Reaktionen des Organismus (des Menschen oder anderer Lebewesen) zur eigenen Bedürfnisbefriedigung bezieht. Dazu bedarf es einer Kombination von Psi-Faktoren, wie außersinnliche Wahrnehmung und Psychokinese, aber auch eines Bedürfnisses im Organismus. Der Organismus braucht das Ereignis weder beabsichtigen, noch sich dessen bewußt zu sein. Diese Reaktion bietet eine mögliche Erklärung für Serien von aufeinanderfolgendem Glück oder Unglück. Wenn Sie also einen Ereignistrend feststellen, eine Reihe ähnlicher Erlebnisse aufeinanderfolgen, dann kann es sich um eine Psi-vermittelte instrumentale Reaktion handeln. Fördern diese Ereignisse Ihre Entwicklung nicht, können Sie durch Meditation und andere Arbeit am eigenen Selbst den Trend umkehren.

Einige Yoga-Praktizierende berichten von Erfahrungen außerhalb des Körpers. Bei diesen Erfahrungen hat man das Gefühl, als ob das Selbst außerhalb des physischen Körpers sei. Robert Monroe (1992) hat seine Erfahrungen mit Reisen außerhalb des Körpers sehr eindrücklich und überzeugend beschrieben. Erfahrungsberichte dieser Art stellen für die parapsychologische Forschung eine große Herausforderung dar.

Die Praxis von Yoga und Meditation hält man allgemein für psi-förderlich. Durch fortgesetztes Üben stellen Sie vielleicht bald einmal fest, daß synchronistische Ereignisse öfter auftauchen. Möglicherweise entwickeln Sie auch eine größere Empathie für die Gedanken und Gefühle anderer oder eine Ahnung von künftigen Ereignissen. Ihre Träume werden zunehmend telepathischer oder enthalten mehr vorausschauende Aspekte.

Zu den Wirkungen des Yoga gehört auch die Stimulation eines primitiven Teils des Gehirns. Nach MacLean (1973) beinhaltet unser Gehirn drei Evolutionsstadien: Reptilienhirn, Säugetierhirn und das menschliche Gehirn. Alle Stufen arbeiten harmonisch miteinander. Bis zu einem gewissen Grad hemmen die neueren Entwicklungsstufen die älteren. Wahrscheinlich sind es die älteren Gehirnanteile, die an psychischer Wahrnehmung beteiligt sind. Psychische Wahrnehmungen scheinen bei Kindern und Tieren häufiger zu sein. Mit zunehmender Entwicklung des Cortex beim Heranwachsen – Myelinisierung der Neuronen und synaptische Verbindungen in neuralen Schaltkreisen – verarbeiten wir immer weniger derartige Informationen als Wirklichkeit.

Im Yoga werden eine Reihe von Mitteln benutzt, um zu den primitiveren Teilen des Gehirns zu gelangen – nicht zur Rückentwicklung, sondern um einen größeren Zugang zu unseren Fähigkeiten und Möglichkeiten zu finden. Meditation, wobei die Cortexaktivität vermindert wird; Weihrauch und Räucherstäbchen, die die Riechkolben stimulieren und das Rhinencephalon anregen; Haltungen, die an Tiere erinnern; Augenübungen, die den Hirnstamm ansprechen; Atemübungen zur Anregung der Medulla – all das sind Praktiken, die ältere Gehirnanteile anzusprechen scheinen.

Wenn Sie die psychischen Nebeneffekte Ihrer Yoga-Praxis richtig nutzen, wird dies Ihre Entwicklung und Befreiung fördern. Durch die Kombination von Pratyahara und Samyama verbessert sich die Körperkultur, was wiederum den Sinnen zugute kommt. So können Hellhörigkeit und Hellsichtigkeit möglich werden.

Sollten Sie also sogenannte paranormale Erfahrungen machen, erschrecken Sie nicht. Am besten, Sie gewöhnen sich langsam daran, so daß diese erweiterte Weltsicht Ihnen allmählich vertraut wird. Träumt man beispielsweise vom Tod eines geliebten Menschen, ängstigt man sich zunächst sehr. Doch wenn man Leben und Tod als Teil des Gleichgewichts im Universum begreift, kann der Tod als Übergang gesehen werden, und man wird zu anderen Emotionen und Handlungen befähigt. Bei richtigem Gebrauch unterstützen die Psi-Erfahrungen Sie in Ihrer Entwicklung; Mißbrauch jedoch wird Ihre yogische Entfaltung hemmen. Mißbrauchen Sie diese Fähigkeiten, werden Sie nur noch mehr an die materielle Welt gebunden – die Welt von Besitz und Leid. Mit zunehmenden psychischen Fähigkeiten werden die Yamas und Niyamas, als Regeln für ein ausgewogenes Leben in der Gemeinschaft, um so bedeutender. Sie dienen als angemessene Leitlinien für den richtigen Gebrauch Ihrer neuerworbenen Möglichkeiten.

Das Leben als Entwicklungs- und Lernprozeß

Sie können Ihr Leben als Entwicklungserfahrung betrachten. Untersucht man die physische, emotionale und geistige Entwicklung von Kindern, erscheint einem das sehr klar. Die Entwicklungsstadien des Erwachsenenlebens sind uns jedoch erst seit kurzem bewußt geworden. Bücher wie *Stufen des Lebens* (Tobias

Brocher) oder *Das Ich im Lebenslauf* (Psychologie heute) und viele andere betonen das zunehmende Bewußtsein und Wissen auf diesem Gebiet. Dies ist hilfreich, erlaubt es uns doch, das ganze Leben als Abfolge verschiedener Entwicklungsschritte zu betrachten, die jeweils voller Möglichkeiten und schöpferischer Chancen stecken. Somatisches Yoga kann den vollen Nutzen einer jeden Entwicklungsphase erschließen.

Eine der besten Möglichkeiten, sich den Erfahrungen des Lebens zu stellen, besteht darin, in allen Erfahrungen Lernschritte zu erkennen. Selbst die schlimmste Erfahrung kann uns wachsen lassen; wir können daraus lernen, zu einem Sieg gelangen, kurz, das Beste daraus machen.

Wenn das Leben uns fordert, können wir entscheiden, ob wir daran scheitern oder wachsen wollen. Ich ziehe Wachstum vor. Gehen wir lernbegierig mit Ereignissen um, bleiben wir bewußt und entscheidungsfähig, so daß wir die Verluste gering halten und die Gewinne wachsen lassen können. Den Einfluß der Erfahrung werden Sie in Ihrer Seele, mit Ihrem ganzen Sein spüren.

Eines der hilfreichsten Konzepte, das mir während des Lesens, Nachdenkens und Erfahrens begegnet ist, handelt von der »Schicksalsarbeit« oder der Lebensaufgabe. Ich betrachte die Lebensaufgabe als den bestmöglichen Gebrauch von Talenten, Gelegenheiten und Energien. Meistens machen wir es so, jedenfalls diejenigen, die ein Gespür dafür haben, daß wir, so gut es geht, unseren Weg gehen, so wie wir eben fühlen, was richtig wäre für uns, und was uns am ehesten entspricht. Nach dieser Theorie des Bestmöglichen ist es so, daß man um so glücklicher, effizienter und kraftvoller wird, je näher man an seine eigene Lebensaufgabe heranreicht.

Manchmal betrachte ich unser Leben von der Warte des kosmischen Feedback-Systems aus. Treffen wir die richtigen Entscheidungen, läuft alles gut. Haben wir uns falsch entschieden, scheint sich alles gegen uns zu verschwören. Vielleicht sagt das Universum »heiß«, wenn wir uns auf dem richtigen Weg befinden, und »kalt«, wenn wir vom Weg abkommen – wie beim Kinderspiel, wo wir etwas suchen müssen und durch »heiß oder kalt« hingeführt werden.

Mir zeigen synchronistische Ereignisse, daß ich auf dem rechten Weg bin. Wenn ich beispielsweise gerade jemanden anrufen will und derjenige kommt mir zuvor, genau wegen derselben Sache, die auch ich besprechen wollte, so würde ich das als grünes Licht für ein Projekt betrachten, oder was auch immer ich zur Zeit vorhabe. Ich versuche, aufmerksam meinen inneren Stimmen zu lauschen – der Ahnung, der Intuition, den Phantasien – und dann handele ich entsprechend, achte gut darauf, ob die Umgebung mich dabei unterstützt oder nicht. Mit anderen Worten: Ich benutze meinen gesunden Menschenverstand, um die Situation zu bewerten.

Wenn Sie Yoga praktizieren, werden Sie auf vielfältige Weise entdecken, wie Ihre Entwicklung unterstützt wird. Je mehr psychische Fähigkeiten Ihnen zugänglich werden, um so mehr wird Ihre Entwicklung gefördert. Vergessen Sie nie, daß die psychischen Fähigkeiten ethisch und ausgewogen für alle Beteiligten genutzt werden sollten. Angemessen genutzt, werden die Psi-Erfahrungen zur Lebensfreude beitragen.

Schlußbetrachtung: Somatisches Yoga als Lebensstil

Gute oder schlechte Taten
sind nicht die direkte Ursache der Transformation.
Sie reißen die Hindernisse ein,
die der natürlichen Entwicklung entgegenstehen,
ähnlich einem Bauer, der Hindernisse
aus dem Wasserlauf wegräumt,
damit das Wasser seinen freien Lauf nehmen kann.

Patanjali

Als ich mit diesem Seminar begann,
geschah das weniger aus einer spirituellen Suche heraus,
als vielmehr mit der Zielvorstellung, etwas für meine Selbstheilung
und körperliche Fitneß zu tun.
Durch Yoga und durch Lesen bin ich nun darauf gekommen,
daß sich das vereinbaren läßt.
Dank Yoga bin ich weniger ängstlich und verspannt
und kann besser mit meinem Alltag umgehen.
Wahrscheinlich werde ich nie ein Yogi sein,
das will ich auch gar nicht. Aber ich bin sicher,
daß mir Yoga weiterhin helfen wird und mich zu einem erfüllteren,
glücklicheren und wohltuenderen Leben führen wird.
Ich fühle mich einfach gut damit.

Aus dem Yoga-Seminar

Wir haben Yoga nun sowohl von der Warte westlicher Psychologie als auch vom Verständnis östlicher Praktiken her untersucht und dazu auch psychophysiologische Erklärungen, die Forschung und subjektive Berichte herangezogen. Die Entwicklung einer Geist-Seele-Einheit im Körper scheint durch vermitteltes maximales Wissen in Verbindung mit den eigenen Erfahrungen erleichtert zu werden. Bringt man diese beiden Bewußtseinsebenen zusammen, beginnt eine tiefe persönliche Transformation.

Yoga wird Ihr Leben verändern, egal was ursprünglich Ihre Absichten waren. Sie beginnen, Ihre Entwicklung und Ihre psychophysiologische Gesunderhaltung in die eigenen Hände zu nehmen, und Sie entdecken den Reiz, Ihr eigenes Schicksal zu meistern, Ihr Schiff selbst zu steuern. Man spürt eine Erweiterung in dem Sinn, daß man fähig wird, alles zu tun, was man wünscht. Das ist durchaus möglich. Sie spüren eine Zunahme Ihrer persönlichen Kraft.

Dieses Buch hat eine Auswahl von Yoga-Praktiken anbieten wollen. Sie wurden eingeladen, Ihre eigenen Übungen für Ihre Entwicklung zu wählen. Das Hauptgewicht lag dabei auf dem Bewußtsein und der Selbstwahrnehmung. Wenn Sie eine gewisse Zeit lang – sei es im Yoga oder im Alltag – gesammelt sein können, dann werden Sie bald feststellen, daß Ihre Effizienz zunimmt und Ihnen mehr Energie zufließt. Sie wurden ermuntert, sich in jedem Stadium Ihrer Yoga-Entwicklung wohl zu fühlen, so daß Sie größtmöglichen Vorteil daraus ziehen können.

Unsere Gesellschaft befindet sich in einem rasanten technologischen Wandel. Wir können uns nicht länger im gleichen Tempo wie bisher entwickeln. Unser Planet verfügt nicht über unbegrenzte Ressourcen, die Menschen können sich nicht länger mit derartiger Geschwindigkeit vermehren. Der Kampf um das »Machen« in unserer Gesellschaft ist nicht mehr der wichtigste, vielmehr müssen wir Wege finden, uns besser zu entspannen. Somatisches Yoga kann Ihnen dabei helfen. Sie werden sich dann mehr am Leben freuen, wirklich sehen, hören, fühlen und schmecken können und Qualität statt Quantität wählen.

Heutzutage entfremden wir uns von unserer Umgebung. Somatisches Yoga ist ein ausgezeichneter Weg, um wieder in Kontakt mit der Natur zu gelangen. Werden Sie sich beispielsweise der Atemluft immer bewußter, werden Sie bestrebt sein, eine Luft mit Prana zu finden. Wenn Sie Ihr Yoga im Freien üben, werden Sie die Erde und ihre Organismen deutlich spüren. Je mehr Sie Ihre Sinne verfeinern, um so eher werden Sie auch die Verwandtschaft mit allem in Ihrer Umgebung spüren, und Sie werden die Angebote von Mutter Natur zu schätzen wissen. Konfrontieren Sie sich mit Ihrer Sterblichkeit, erkennen Sie, daß Sie ein ganzes Leben für kreatives Schaffen zur Verfügung haben. Somatisches Yoga ist ein mächtiges Werkzeug, das Ihnen die aktive Gestaltung Ihres Lebens ermöglicht.

Manche, die mit Yoga beginnen und dessen Vorteile erkennen, vernachlässigen es nach einiger Zeit wieder. Und einige finden es so wichtig, daß sie ihr ganzes Leben dem Yoga widmen. In Indien sind die unterschiedlichen Lebensstufen dem Dharma zugeordnet. Im Haushälterstadium zum Beispiel heiratet man, hat Familie und beteiligt sich am öffentlichen Leben in der Gemeinde. Später verläßt man dieses Leben und sucht in der Abgeschiedenheit nach philosophischen und spirituellen Erkenntnissen. Einige Individuen bemerken, daß ihr Leben auf dem Yoga-Weg immer einfacher wird, und so wählen sie ein Leben der Entsagung. Im Idealfall macht man das, weil die Erfahrungen mit Yoga so beeindruckend sind, daß man nichts opfern muß, sondern vielmehr dem nachstrebt, was am meisten Erfüllung verspricht.

Befinden Sie sich im Haushälterstadium Ihres Lebens, so sind Sie tief mit Ihrer Familie, Ihren Freunden und der Gesellschaft verbunden. Das ist eine weltliche Zeit, die auch vollständig erfahren werden soll, damit man daraus lernt. In dieser Phase kann somatisches Yoga integraler Bestandteil Ihres Lebens werden und Ihnen den Alltag erleichtern; Sie sind ein Karma Yogi oder eine Karma Yogini und leben Ihr Leben im Dienst. Mögen Sie glücklich und gesund Ihre Aufgabe in der Welt erfüllen!

15-Wochen-Programm für somatisches Yoga

Schlüssel für die Haltungen			
a	Beinheben	g	Halbe Heuschrecke
b	halber Schulterstand	h	Bogen
c	Schulterstand	i	Drehsitz
d	Fisch	j	Yoga Mudra
e	Pflug	k	Kopf-Knie-Stellung
f	Kobra	l	Baum

1. Woche: Aufwärmübungen
Haltung a und b (30 Sekunden)
Pranayama – schneller Atem
Pratyahara
Meditation (5 Minuten)

2. Woche: Aufwärmübungen
Haltung a, b und c (30 Sekunden)
Pranayama
    schneller Atem
    Atmung durch ein Nasenloch
    im Verhältnis 1:4:2
Pratyahara
Meditation (10 Minuten)

3. Woche: Aufwärmübungen
Haltung a (1 Minute)
Haltung b (40 Sekunden)
Haltung c (1 Minute)
Haltung d (30 Sekunden)

Pranayama
schneller Atem
Atmung durch wechselnde Nasenlöcher
im Verhältnis 1:4:2
Pratyahara
Meditation (15 Minuten)

4. Woche:
Aufwärmübungen
Haltung a (1 Minute)
Haltung b (40 Sekunden)
Haltung c (1,5 Minuten)
Haltung d (1 Minute)
Haltung e (30 Sekunden)
Pranayama (wie 3. Woche)
Pratyahara
Meditation (20 Minuten)

5. Woche:
Aufwärmübungen
Haltung a (1 Minute)
Haltung b (40 Sekunden)
Haltung c (1,5 Minuten)
Haltung d (1,5 Minuten)
Haltung e (1 Minute)
Haltung f (zweimal wiederholen)
Pranayama
Pratyahara
Meditation (20 Minuten)

6. Woche:
Aufwärmübungen
Haltung a (1 Minute)
Haltung b (40 Sekunden)
Haltung c (2 Minuten)
Haltung d (2 Minuten)

Haltung e (1,5 Minuten)
Haltung f (dreimal wiederholen)
Haltung g (zweimal wiederholen)
Pranayama
Pratyahara
Meditation (20 Minuten)

7. Woche: Aufwärmübungen
Haltung a (1 Minute)
Haltung b (40 Sekunden)
Haltung c (2,5 Minuten)
Haltung d (2,5 Minuten)
Haltung e (2 Minuten)
Haltung f (dreimal wiederholen)
Haltung g (dreimal wiederholen)
Haltung h (zweimal wiederholen)
Pranayama
Pratyahara
Meditation (20 Minuten)

8. Woche: Aufwärmübungen
Haltung a (1 Minute)
Haltung b (40 Sekunden)
Haltung c (3 Minuten)
Haltung d (3 Minuten)
Haltung e (2,5 Minuten)
Haltung f dreimal wiederholen
Haltung g dreimal wiederholen
Haltung h dreimal wiederholen
Haltung i (30 Sekunden auf jeder Seite)
Pranayama
Pratyahara
Meditation (20 Minuten)

9. Woche: Aufwärmübungen
Haltung a bis d (wie 8. Woche)
Haltung e (3 Minuten)
Haltung f bis i (wie 8. Woche)
Pranayama
Pratyahara
Meditation (20 Minuten)

10 Woche: Aufwärmübungen
Haltungen a bis i (wie 9. Woche)
Haltung j (20 Sekunden)
Pranayama
Pratyahara
Meditation (20 Minuten)

11. Woche: Aufwärmübungen
Haltungen a bis j (wie 10. Woche)
Haltung k (1 Minute)
Haltung l (20 Sekunden auf jeder Seite)
Pranayama
Pratyahara
Meditation (20 Minuten)

12. bis 15. Woche: Folgen Sie dem oben angegebenen Schema.

Fügen Sie zur Abwechslung noch andere Stellungen aus den Büchern von Swami Vishnudevananda und Swami Satchidananda hinzu.

Literatur

Alexander, Gerda: *Eutonie. Ein Weg der körperlichen Selbsterfahrung*, Kösel, München [8]1992.

Anand, B.K./Chhina, G.S./Singh, B.: »Some aspects of electroencephalographic studies in yogis«. In: *EEG and Clinical Neurophysiology*, 1961, 13, S. 452-456.

Balaskas, Janet: *Yoga für werdende Mütter*, Kösel, München 1995.

Banquet, J.P.: »Spectral analysis of EEG in meditation«. In: *Electroencephalography and Clinical Neurophysiology*, 1973, 35, S. 143-151.

Benson, H./Beary, J.F./Carol, M.P.: »The relaxation response«. In: *Psychiatry*, 1974, 37, S. 37-46.

Brocher, Tobias: *Stufen des Lebens*, Kreuz, Stuttgart [11]1995.

Brown, F.M./Steward, W.S./Blodgett, J.T.: *EEG kappa rhythms during transcendental meditation and possible threshold changes following*. Vorgestellt an der Kentucky Academy of Science, Richmond, am 13.11.1971.

Butter, C.M.: *Neuropsychology: The Study of Brain and Behavior*, Brooks Cole, Monterey 1968.

Carlson, N.: *Physiology of Behavior*, Allyn & Bacon, Boston 1977.

Chaudhuri, H: »Yoga-Psychologie«. In: Tart, C.T. (Hg.): *Transpersonale Psychologie*, Walter, Solothurn 1978. (Bei Verlag vergriffen.)

Das, N.N./Gastant, H.: »Variations de l'activite electrique du cerveau, du coeur et des muscles squelettiques au cours de la meditation et de l'extase yogique«. In: *EEG*, Supplement, 1955, 6, S. 211-219.

Dhanaraj, V.H.: »The effects of yoga and the 5BX fitness plan on selected physiological parameters«. Dissertation, University of Alberta, 1974.

Feldenkrais, Moshé: *Bewußtheit durch Bewegung. Verhaltensphysiologie oder Erfahrungen am eigenen Leibe. Mit zwölf exemplarischen Lektionen*, Suhrkamp, Frankfurt/Main 1978.

Funderburk, J.: *Science Studies Yoga: A Review of Physiological Data*, Himalayan International Institute of Yoga Science and Philosophy of USA, Illinois 1977.

Garoutte, B., persönliches Gespräch, 1988.

Garoutte, B.: *Survey of Functional Neuroanatomy*, Jones Medical Publications, Greenbrae 1987.

Gopal, K.S./Anatharaman, V./Nishith, S.D./Bhatnagar, O.P.: »The effect of yogasanas on muscular tone and cardio-respiratory adjustments«. In: *Yoga Life*, 1975, 6(5), S. 3-11.

Hanna, Thomas: *Beweglich sein – ein Leben lang. Die heilsame Wirkung körperlicher Bewußtheit. Mit einem* Übungsprogramm, Kösel, München [3]1994.

Hanna, Thomas: *Das Geheimnis gesunder Bewegung – Wesen und Wirkung Funktionaler Integration. Die Feldenkrais-Methode verstehen lernen,* Junfermann, Paderborn 1994.

Isherwood, C.: *Ramakrishna and His Disciples,* Simon & Schuster, New York 1970.

Jacobson, Edmund: *Entspannung als Therapie. Progressive Relaxation in Theorie und Praxis,* Pfeiffer, München [2]1993.

Jung, Carl Gustav: *Synchronizität, Akausalität und Okkultismus,* dtv, München 1990.

Kadowaki, Kakichi: *In der Mitte des Körpers. Hinführung zur Zen-Meditation,* Kösel, München 1994.

Katsamatsu, A./Hirai, R.: »An electroencephalographic study on the zen meditation (zazen)«. In: Tart, C.T. (Hg.): *Altered States of Consciousness,* Doubleday, New York 1975.

Kuvalayananda, Swami/Vinekar, S.L.: *Yogic Therapy:* Its *Basic Principles and Methods.* Indisches Gesundheitsministerium, Neu Delhi 1971.

LeShan, Lawrence: *The Medium, the Mystic and the Physicist: Toward a General Theory of the Paranormal,* Viking, New York 1973.

LeShan, Lawrence: *Toward a General Theory of the Paranormal,* Parapsychology Foundation, New York 1969.

LeShan, Lawrence: *Von Newton zu PSI. Neue Dimensionen im Umgang mit der Wirklichkeit,* Rowohlt, Reinbek 1986. (Bei Verlag vergriffen.)

Levinson, D.J.: *The Seasons of a Man's Life,* Knopf, New York 1978.

Ludwig, A.M.: »Altered States of Consciousness«. In: Tart, C.T. (Hg.): *Altered States of Consciousness,* Doubleday, New York 1975.

MacLean, P.D.: *A Triune Concept of the Brain and Behaviour.* Vorgestellt von V.A. Kral u.a. an der Queen's University, Kingston, Ontario, im Februar 1969. Veröffentlicht für die Ontario Mental Health Foundation von der University of Toronto Press, 1973.

Mandelkorn, Philip (Hg.): *Erkenne Dein Selbst. Die wesentlichen Lehren von Swami Satchidananda,* Hinder & Deelmann, Gladenbach 1986.

Masters, Robert/Houston, Jean: *Bewußtseinserweiterung über Körper und Geist. Ein praktisches Übungsbuch. Einführung von Moshé Feldenkrais,* Goldmann, München 1987. (Bei Verlag vergriffen.)

Mishra, Rammurti S.: *Vollendung durch Yoga. Das grundlegende Lehrbuch des Raja-Yoga,* Econ, Düsseldorf 1990.

Mishra, Rammurti S.: *Yoga Sutras: The Textbook of Yoga Psychology.* Anchor Press/Doubleday, New York 1973.

Monroe, Robert A.: *Der Mann mit den zwei Leben. Reisen außerhalb des Körpers,* Droemer Knaur, München 1992.

Monroe, Robert A.: *Der zweite Körper. Expeditionen jenseits der Schwelle. Neue Forschungen und Erfahrungen im Bereich des Unvorstellbaren,* Ansata, Interlaken 1987. (Bei Verlag vergriffen.)

Moses, R.: »Effect of yoga on flexibility and respiratory measures of vital capacity and breath holding time«. Dissertation, University of Oregon, 1972.

Patel, C: »12-month follow-up of yoga and bio-feedback in the management of hypertension«. In: *Lancet,* 1975, 1, S. 62-64.

Patel, C.: »Yoga and bio-feedback in the management of hypertension«. In: *Lancet,* 1973, 2, S. 1053-1055.

Patel, C./North, W.R.S.: »Randomised controlled trial of yoga and bio-feedback in the management of hypertension«. In: *Lancet,* 1975, 2, S. 93-95.

Plate, Werner/Etminan, Erika H.: *Intensiver leben! Ganzheitliches Yoga für jeden Tag,* Kösel, München 1995.

Prabhavananda, Swami/Isherwood, C.: *How to Know God: The Yoga of Patanjali,* Signet Books, New York 1953.

Psychologie heute (Hg.): *Das Ich im Lebenslauf. Thema: Lebens-Phasen,* J. Beltz, Weinheim 1989. (Bei Verlag vergriffen.)

RamDass: *Reise des Erwachens. Handbuch zur Meditation,* Droemer Knaur, München 1986.

RamDass: *Sei jetzt hier,* Sadhana, Berlin ^{5}1984.

Rhine, J.B.: *Extra-Sensory Perception,* Humphries, Boston 1934.

Rücker-Vogler, Ursula: *Der kosmische Tanz. Yoga und Astrologie,* Kösel, München 1995.

Satchidananda, Yogiraj Sri Swami: *Integral Yoga Hatha,* Holt, Rinehart & Winston, New York 1970.

Schwartz, G.E.: *Pros and cons of meditation.* Vorgestellt bei der American Psychological Association Convention, Montreal, im August 1973.

Selver, Charlotte: *Aufbau in Sensory Awareness,* Vortrag und Seminar, 2 Tonkassetten, herausgegeben und bearbeitet von Bernd Ulrich, Vier Türme, Münsterschwarzach 1995.

Selver, Charlotte: *Einführung in Sensory Awareness,* Vortrag und Seminar, 2 Tonkassetten, herausgegeben und bearbeitet von Bernd Ulrich, Vier Türme, Münsterschwarzach 1995.

Stanford, R.G.: *The integration of cognitive processing factors: ESP in life situations.* Vorgestellt beim AAAS Annual Meeting in Washington im Dezember 1972 als Teil des Symposiums »Understanding Parapsychological Phenomena: A Survey of Four Possible Areas of Integration«.

Stewart, Mary: *Yoga über 50. Ein Weg, gesund und beweglich zu bleiben,* Kösel, München 1995.

Stewart, Mary/Phillips, Kathy: *Kinder spielen Yoga,* Kösel, München 1994.

Tart, Charles T.: *Hellwach und bewußt leben. Wege zur Entfaltung des menschlichen Potentials – die Anleitung zum bewußten Sein,* Scherz, Bern 1988. (Bei Verlag vergriffen.)

Tart, Charles T.: *Transpersonale Psychologie,* Walter, Solothurn 1978. (Bei Verlag vergriffen.)

Tart, Charles T.: *Das Übersinnliche. Forschungen über einen Grenzbereich psychischen Erlebens,* Klett-Cotta, Stuttgart 1986.

Underhill, Evelyn: *Mystik. Eine Studie über die Natur und Entwicklung des religiösen Bewußtseins im Menschen,* Lorber, Bietigheim [4]1973.

Vishnudevananda, Swami: *Das große illustrierte Yoga-Buch,* Aurum, Braunschweig [5]1992.

White, John (Hg.): *Kundalini-Energie. Die spirituelle Schlange in uns,* Goldmann, München 1990.

White, John (Hg.): *Was ist Erleuchtung?,* H. Bauer, Freiburg 1988. (Bei Verlag vergriffen.)

Wood, Ernest: *Freude und Schmerz. Eine Studie über die bewegenden Kräfte der körperlichen und geistigen Entwicklung,* Adyar, Satteldorf 1967.

Wood, Ernest: *Yoga,* Penguin Books, Harmondsworth 1962.

Wood, Ernest: *Yoga Wisdom (Yoga Dictionary),* Philosophical Library, New York 1970.

Bildnachweis

Die Abbildungen auf den Seiten 138, 144, 145, 146, 147, 150, 155, 159, 161, 162, 164, 165, 167, 169, 176, 180, 182 und 185 wurden dem Buch *Survey of Functional Neuroanatomy* (2. Auflage) von Dr. Bill Garoutte, © 1987 by Jones Medical Publications, entnommen. Abdruck mit Genehmigung des Autors und des Verlags.

Die Abbildungen auf den Seiten 170 und 171 stammen aus *Das Geheimnis gesunder Bewegung* von Thomas Hanna, © 1980 by Thomas Hanna, Junfermann Verlag, Paderborn 1994. Abdruck mit Genehmigung des Autors.